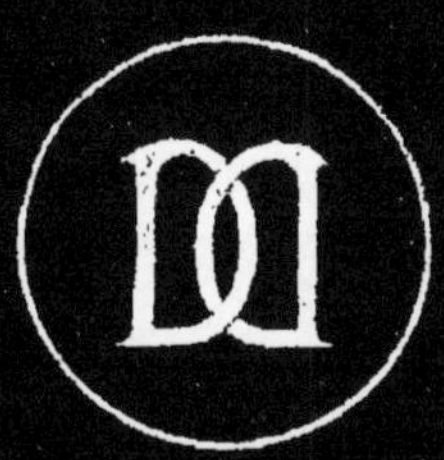

Dʳˢ A. ANTHEAUME
et ROGER MIGNOT

Les Maladies Mentales

dans

l'Armée Française

H. DELARUE, Éditeur — Paris

LES MALADIES MENTALES

DANS

L'ARMÉE FRANÇAISE

PRINCIPAUX OUVRAGES DU Dr A. ANTHEAUME

La **Toxicité des alcools** (Prophylaxie de l'alcoolisme). Un vol. grand in-8 de 175 pages. Alcan, éditeur Paris, 1897.

Les **Bouilleurs de cru** (en collaboration avec L. ANTHEAUME). Un vol. in-8 carré de 290 pages. Naud, éditeur. Paris, 1902.

Les **Psychoses périodiques** (Rapport au Congrès de Genève-Lausanne). Un vol. de 105 pages. Masson, éditeur. Paris, 1907.

Poésie et Folie (en collaboration avec le Dr G. DROMARD). Un vol. in-18 jésus de 636 pages. O. Doin, éditeur, Paris, 1908.

PRINCIPAUX TRAVAUX DU Dr ROGER MIGNOT

Traité de l'alcoolisme (en collaboration avec les Drs TRIBOULET et MATHIEU). Un vol. in-8 de 480 pages. Masson, éditeur. 1905.

Instruction concernant l'organisation du service médical et les soins à donner aux personnes atteintes de maladies mentales (en collaboration avec le Dr SÉRIEUX). Une brochure de 67 pages. O. Berthier, libraire, Paris, 1906.

La Paralysie générale (en collaboration avec le Pr JOFFROY). Un vol. in-18 jésus de 443 pages. Doin, éditeur. 1909.

LES MALADIES MENTALES

DANS

L'ARMÉE FRANÇAISE

PAR LES DOCTEURS

A. ANTHEAUME ET ROGER MIGNOT

Expert près les Tribunaux   Médecin légiste de l'Université
Médecin en chef honoraire   Médecin en chef
de la Maison Nationale de Charenton.

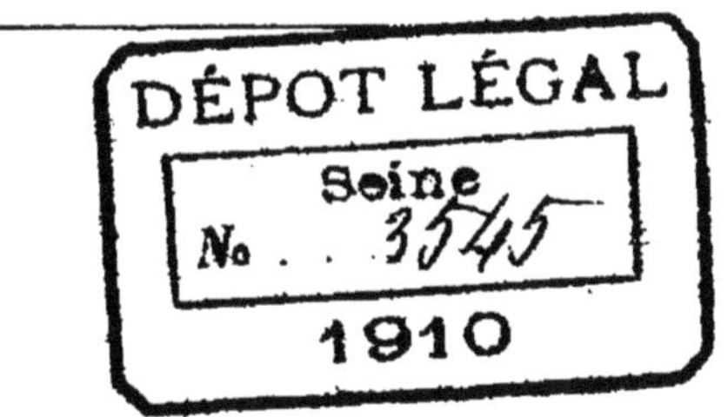

PARIS

H. DELARUE & Cie, ÉDITEURS

5, RUE DES GRANDS-AUGUSTINS, 5

1909

AU PROFESSEUR E. RÉGIS,

ce livre est dédié.

INTRODUCTION

La question « des maladies mentales dans l'armée française » appartient à ce qu'il est de mode d'appeler « l'actualité », depuis que le célèbre professeur de psychiatrie de Bordeaux, notre éminent ami E. Régis, — auquel ce livre est dédié, — a eu l'heureuse idée d'attirer sur elle l'attention du monde savant et en particulier l'attention des psychiatres.

Cette année même elle est à l'ordre du jour du Congrès de Nantes, et deux spécialistes autorisés en la matière, nos excellents et très distingués collègues les docteurs Granjux (de Paris) et Rayneau (d'Orléans) y ont consacré, au point de vue médico-légal, deux remarquables rapports.

Enfin le projet de loi sur la réforme des conseils de guerre, adopté tout récemment par la Chambre des députés et actuellement soumis par le gouvernement à la ratification du Sénat, fait une brève mention — *in fine* — des expertises psychiatriques dans le domaine militaire, encore qu'il laisse à un règlement d'administration publique le soin de les conditionner et de les rendre pratiques, c'est-à-dire plus fréquentes, plus opportunes et plus compétentes que par le passé.

***

La tendance actuelle de la psychiatrie est de limiter l'objet de ses travaux à l'individu et de rechercher les causes de la folie dans l'hérédité et dans l'influence des modifications humorales qui se produisent à l'occasion des infections et des intoxications.

Tout en reconnaissant l'utilité de cette méthode, de même que l'importance primordiale de ces facteurs étiologiques, il est intéressant parfois de se placer sous un autre angle pour étudier les maladies mentales et de rechercher, par exemple, comment elles éclatent et sous quelles formes elles se présentent dans un milieu social déterminé.

Autrefois les militaires formaient dans l'Etat une véritable caste, au même titre que les prêtres et les religieux ; à l'heure actuelle, depuis la disparition des armées de métier et depuis le service obligatoire de courte durée, les caractères tranchés qui distinguaient du milieu civil le milieu militaire tendent à disparaître. Néanmoins, dans l'armée, le genre d'existence qu'on y mène, l'esprit qui y règne, la sélection établie à la base de son recrutement et enfin la nature des fatigues, des dangers, des infections et des intoxications qui y sont particulières sont autant de facteurs qui aboutissent à créer un organisme social véritablement autonome et possédant une pathologie spéciale.

Depuis plusieurs années déjà, ce côté médico-social du problème nous avait séduit et il fut même, au Congrès de Rennes, en 1905, fortement question de charger l'un de nous d'un rapport pour l'année suivante sur « la psychiatrie dans l'armée ».

C'est qu'en effet, dès cette époque, nous étions en possession d'une documentation précieuse et inédite puisée dans notre service de la Maison nationale de Charenton où, avant même la promulgation de la loi de 1838 sur le régime des aliénés, et depuis cette promulgation, sont internés les officiers, sous-officiers et soldats de la garnison de Paris.

Ce sont les résultats des diagnostics de Calmeil, de Christian et de notre expérience personnelle poursuivie pendant plusieurs années qui ont servi de point de départ à ce volume et qui en constituent la substance principale ; ce n'est que très épisodiquement que nous avons fait appel aux travaux d'autrui, quel que soit leur intérêt, afin d'éviter des redites d'abord et d'apporter au débat une note plus originale.

*
* *

Ce travail comprend quatre parties. La première, d'ordre général, porte sur les données des principales statistiques qui vaillent d'être examinées; la seconde s'occupe des multiples variétés d'affections mentales qui s'observent dans l'armée française ; la troisième a trait au côté médico-administratif de la question, à son côté médico-légal et aux mesures qui s'imposent pour remédier notamment à la méconnaissance trop fréquente chez les militaires de l'aliénation mentale. Enfin, la quatrième partie comprend des documents de tous ordres qu'il sera commode pour qui s'intéresse à la question — médecins, parlementaires, juristes, etc., — de trouver dans ce volume : discussions à la Chambre sur l'expertise mentale dans l'armée et texte adopté ; travaux spéciaux occasionnés par le Congrès de Nantes ; index bibliographique des publications à consulter sur la matière.

PREMIÈRE PARTIE

LES MALADIES MENTALES
DANS L'ARMÉE FRANÇAISE

CHAPITRE PREMIER

Généralités. — Tableaux graphiques. — Tableaux statistiques basés sur la statistique médicale de l'armée (moyenne décennale). — Nos statistiques de Charenton. — Données qui résultent de l'examen de ces documents.

Dans ce chapitre, nous avons réuni en bloc les principales statistiques relatives à l'aliénation mentale dans l'armée française. Leur présentation, sous forme de tableaux et de graphiques, permet aisément d'apprécier le degré de fréquence des maladies mentales dans nos corps de troupe et leur mode de répartition par grades et par catégories de militaires.

D'après les anciens documents, il est malaisé de déterminer avec exactitude le nombre des aliénés.

En effet, les statistiques relatives aux décès et aux radiations ne comprennent pas tous les cas réels de folie qui se sont produits dans l'armée, puisque avant l'année 1897 un accès délirant n'était pas un motif de réforme. Les cas de ce genre sont bien compris dans les tableaux de morbidité, mais, d'autre part, ceux-ci ne comprennent pas davantage tous les cas d'aliénation mentale, certains aliénés et, en particulier, des débiles et des imbéciles, étant réformés sans avoir passé par les infirmeries et les hôpitaux. Il résulte de là que nous avons cru devoir constituer deux sortes de tableaux ; les uns indiquant les sorties de l'armée par décès et radiation, les autres indiquant la morbidité, c'est-à-dire les cas observés dans les infirmeries et les hôpitaux.

Dans ces conditions, il y a lieu de prévoir que les chiffres, dans les deux catégories de tableaux et de graphiques, ne puissent concorder d'une manière mathématique, mais, et c'est là ce qui importe, des uns et des autres se dégagent des notions générales identiques relativement aux points qui nous intéressent.

Les chiffres qui ont servi de base à l'établissement de ces graphiques et de ces tableaux ont été empruntés pour la plupart à la *Statistique médicale* de l'armée, publication officielle, imprimée tous les ans à l'Imprimerie nationale par les soins de l'*Administration de la guerre.*

Le plus souvent, au lieu de reproduire les chiffres bruts, tels qu'ils se trouvent dans les tableaux statistiques originaux, nous avons donné des chiffres indiquant le rapport avec *mille* hommes d'effectif ; car seule la connaissance de ces proportions permet d'établir des comparaisons exactes entre les années successives et les divers corps de troupe.

Quant aux statistiques anciennes, nous n'avons pas cru devoir les citer parce qu'elles sont peu susceptibles d'être utilisées scientifiquement en raison même des changements multiples et successifs qui ont présidé, depuis 1852, à leur confection.

**

La série des données statistiques que nous avons sélectionnée se compose de trois tableaux graphiques et de dix tableaux synoptiques.

Le premier tableau représente par une courbe le nombre des radiations survenues depuis 1877. Le tracé supérieur a trait à « l'aliénation mentale », l'inférieur à « la paralysie générale ».

A l'inspection de ce tableau on voit que, depuis 1877, le *nombre global* des cas de radiation pour aliénation mentale est allé en augmentant d'une manière progressivement croissante : l'augmentation serait plus forte que le quintuple.

Dans le même temps et dans le milieu civil, la fréquence de l'aliénation mentale a certes aussi augmenté, mais non dans de telles proportions. Pour interpréter d'une manière exacte la courbe du premier tableau, il faut remarquer qu'elle figure les chiffres absolus, sans s'occuper des variations des effectifs de l'armée. Mais, tout en tenant compte de ce facteur, on est obligé de reconnaître que les

LES MALADIES MENTALES

Iᵉʳ Tableau. — Chiffre absolu des radiations survenues dans l'Armée de 1877 à 1904.

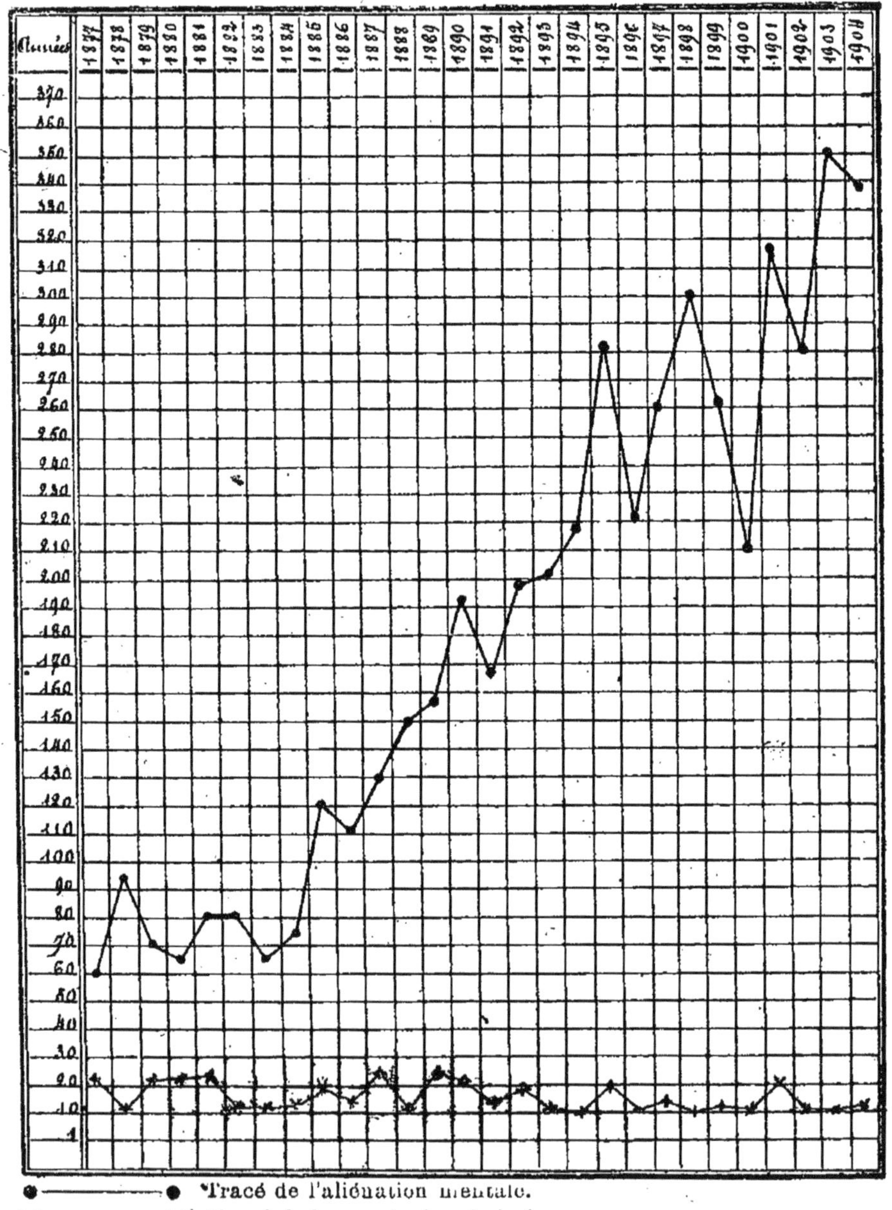

●——————● Tracé de l'aliénation mentale.
×——————× Tracé de la paralysie générale.

radiations pour aliénation mentale sont plus fréquentes actuellement qu'autrefois, et cela tient, à notre avis, à ce que l'élimination des aliénés se fait d'une manière plus stricte. Il y a là un très grand progrès réalisé.

L'examen d'autres statistiques nous montrera que l'augmentation des radiations porte principalement sur les cas « d'idiotie et d'imbécillité » et l'on doit se féliciter, à tous les points de vue, de voir éloigner du service militaire le plus grand nombre possible de débiles intellectuels, car ils y courent des risques nombreux tout en étant en même temps un élément de trouble.

On a la preuve que l'augmentation du nombre des radiations porte sur les cas les plus atténués de l'aliénation mentale, dans ce fait que pendant le même temps, 1877 à 1904, le nombre des radiations pour paralysie générale ne s'est pas sensiblement modifié. C'est qu'en effet, tandis que la paralysie générale est une maladie facilement reconnue par les médecins et qui met un obstacle absolu à l'accomplissement des obligations professionnelles, il est un certain nombre d'anomalies mentales dont l'interprétation est fort délicate et qui ont pu passer longtemps inaperçues, voire même être considérées comme des perversions morales et traitées en conséquence.

Il faut donc, encore une fois, bien loin de s'alarmer de l'augmentation du nombre des radiations pour aliénation mentale dans l'armée, considérer qu'elle résulte d'une sélection mieux faite qui aboutit, en somme, à l'élimination d'éléments inutiles ou nocifs.

Il était intéressant de se rendre compte dans quelle proportion entraient les radiations pour maladies mentales, par rapport aux autres motifs de radiation.

Le deuxième tableau nous fournit ces renseignements, tout en montrant que bien que les radiations pour maladies mentales augmentent d'une manière absolue, la progression est plus faible que celle des radiations de toute autre cause.

Pour compléter et préciser les renseignements fournis par les tableaux précédents, nous avons, dans un troisième graphique, indiqué la fréquence des maladies mentales observées, depuis 1875, dans les infirmeries et hôpitaux.

Ici les chiffres sont *relatifs* et indiquent la morbidité mentale pour 1 000 hommes d'effectifs, ce qui permet une appréciation plus exacte.

On voit qu'à l'Intérieur, de même qu'en Algérie et en Tunisie, les cas reconnus d'aliénation mentale sont allés en augmentant progressivement.

Dans les six tableaux qui suivent, nous avons réuni une série de renseignements intéressants, tirés de la statistique médicale de l'armée.

IIe TABLEAU. — **Proportion des radiations pour : Aliénation
mentale, Paralysie générale, Idiotie, sur 1000 radiations de
toutes causes.**

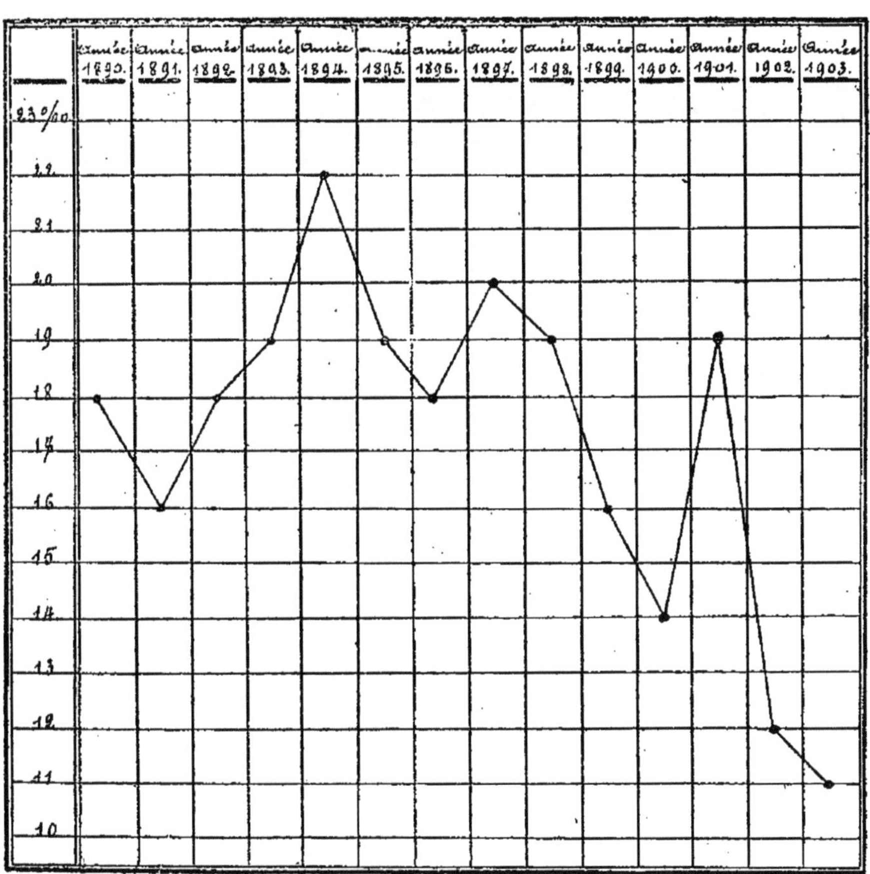

IIIᵉ Tableau. — Fréquence relative des cas de : Paralysie générale, Aliénation mentale, Idiotie, admis dans les infirmeries et hôpitaux par 1000 hommes d'effectif.

A. — Militaires a l'Intérieur.

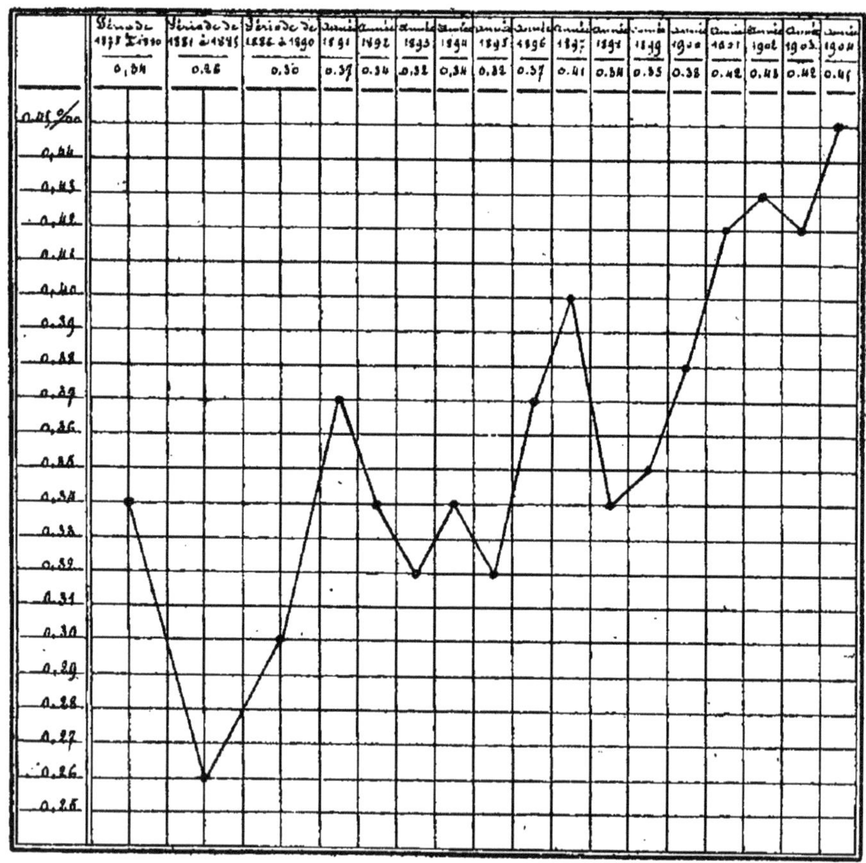

IIIe Tableau. — Fréquence relative des cas de : Paralysie générale, Aliénation mentale, Idiotie, admis dans les infirmeries et hôpitaux, par 1 000 hommes d'effectif.

B. — Militaires en Algérie-Tunisie [1].

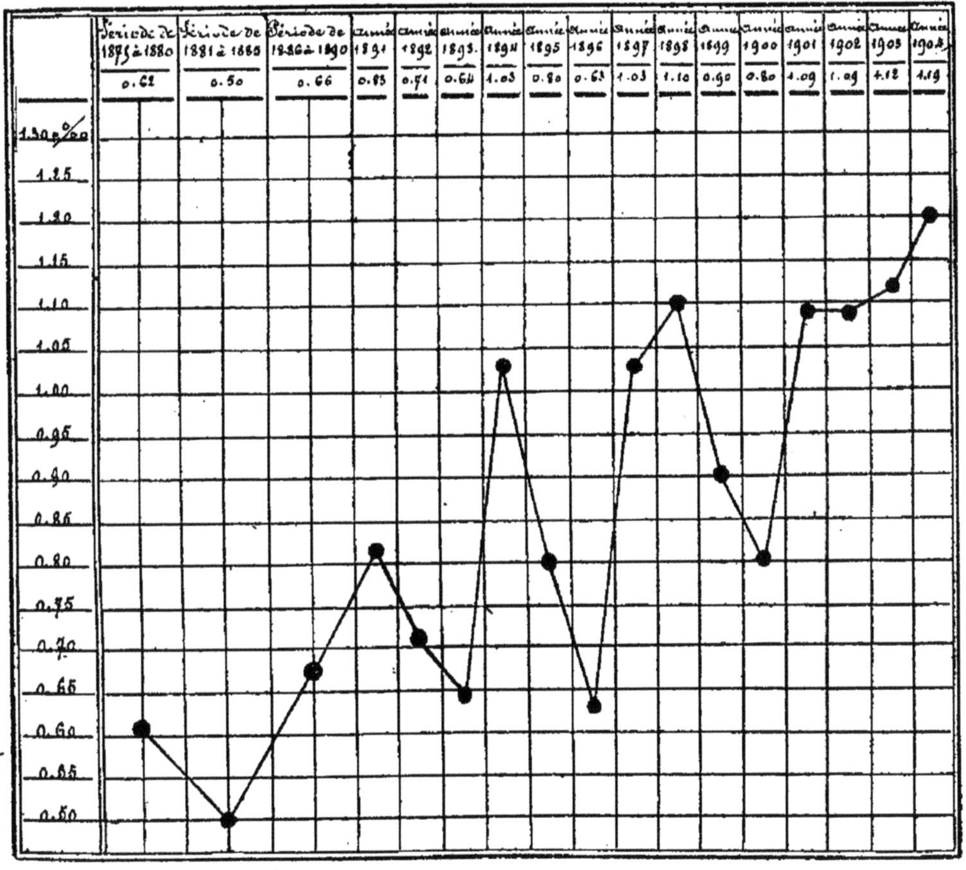

Période de 1875 à 1880	Période de 1881 à 1885	Période de 1886 à 1890	Année 1891	Année 1892	Année 1893	Année 1894	Année 1895	Année 1896	Année 1897	Année 1898	Année 1899	Année 1900	Année 1901	Année 1902	Année 1903	Année 1904
0.61	0.50	0.66	0.83	0.71	0.64	1.03	0.80	0.63	1.03	1.10	0.90	0.80	1.09	1.09	1.12	1.19

1. Remarquer que, en raison des nécessités de la composition, la graduation se fait par cinq dans le tableau *B*, alors qu'elle ne se fait que par unités dans le tableau *A*.

IV° Tableau. — Militaires entrés à l'hôpital pour « Paralysie généralè, Aliénation mentale, Idiotie[1] », pour 1 000 hommes d'effectif.

	OFFICIERS.	SOUS-OFFICIERS.	SOLDATS ayant PLUS D'UN AN.	SOLDATS ayant MOINS D'UN AN.	MILITAIRES à L'INTÉRIEUR.	MILITAIRES en Algérie et Tunisie.	MILITAIRES dans les prisons, pénitenciers et ateliers de travaux publics.	MILITAIRES des corps d'épreuve.	MILITAIRES DES RÉGIMENTS étrangers.	TOTAL GÉNÉRAL.
1890	1,21	0,25	0,37	0,50	0,39	0,71	3,86	0,51	1,82	0,43
1891	0,88	0,46	0,40	0,41	0,37	0,83	2,81	1,64	1,02	0,43
1892	0,92	0,34	0,30	0,48	0,34	0,71	3,48	1,08	néant	0,39
1893	0,66	0,28	0,26	0,48	0,32	0,64	2,42	0,54	2,86	0,36
1894	0,28	0,39	0,34	0,57	0,34	1,03	1,86	1,56	4,97	0,43
1895	1,00	0,29	0,28	0,48	0,32	0,80	4,26	1,31	1,61	0,39
1896	0,88	0,46	0,26	0,53	0,37	0,63	3,55	0,74	1,00	0,40
1897	0,87	0,20	0,38	0,64	0,41	1,03	4,73	0,86	3,60	0,49
1898	0,75	0,34	0,30	0,60	0,34	1,10	6,78	1,10	4,34	0,42
1899	0,56	0,30	0,34	0,58	0,35	0,90	4,84	0,67	3,86	0,43
1900	0,85	0,63	0,33	0,49	0,38	0,80	3,96	1,03	2,81	0,43
1901	0,56	0,24	0,38	0,72	0,42	1,09	7,29	0,84	3,90	0,50
1902	0,47	0,14	0,46	0,68	0,43	1,05	9,11	0,94	3,95	0,52
1903	0,64	0,21	0,40	0,67	0,43	1,07	5,79	0,54	3,38	0,50
1904	0,43	0,36	0,47	0,68	0,44	1,18	8,54	1,74	3,05	0,53
Moyenne décennale.	0,80	0,33	0,32	0,52	0,35	0,82	3,85	1,00	2,50	0,41

1. La rubrique *Idiotie* n'est indiquée dans les tableaux statistiques qu'à partir de 1901.

V⁰ Tableau. — Radiation de l'armée pour Aliénation mentale par 1 000 hommes d'effectif.

	OFFICIERS.	SOUS-OFFICIERS.	SOLDATS après l'incorporation.	SOLDATS à l'arrivée au corps.	MILITAIRES à L'INTÉRIEUR.	MILITAIRES en Algérie et Tunisie.	MILITAIRES dans les prisons, pénitenciers et ateliers de travaux publics.	MILITAIRES des corps d'épreuve.	MILITAIRES DES RÉGIMENTS étrangers.	TOTAL GÉNÉRAL.
1890	0,40	0,02	0,57	0,06	0,32	0,48	1,83	0,22	1,70	0,34
1891	0,39	néant	0,51	0,08	0,30	0,38	0,75	0,55	1,32	0,31
1892	0,48	néant	0,60	0,07	0,35	0,52	1,28	1,20	1,72	0,37
1893	0,37	0,05	0,53	0,07	0,31	0,44	1,03	0,40	3,03	0,33
1894	0,13	0,05	0,62	0,03	0,31	0,51	1,01	0,60	2,62	0,33
1895	0,09	néant	0,82	0,06	0,39	0,71	1,70	1,76	1,61	0,43
1896	0,13	néant	0,56	0,07	0,30	0,44	1,06	0,74	1,38	0,32
1897	0,09	néant	0,64	0,08	0,33	0,63	4,00	1,08	0,85	0,37
1898	0,57	0,04	0,56	0,04	0,35	0,42	1,96	0,55	1,18	0,35
1899	0,17	néant	0,64	0,07	0,36	0,50	1,81	0,56	1,93	0,38
1900	0,13	néant	0,52	0,02	0,29	0,30	0,62	0,25	0,80	0,30
1901	0,17	0,11	0,23*	0,43**	0,26	0,52	1,62	0,14	3,99	0,29
1902	néant	0,02	0,26*	0,36**	0,23	0,51	2,61	0,67	2,00	0,27
1903	0,12	0,07	0,22*	0,45**	0,27	0,44	3,31	0,77	1,54	0,28
1904	0,09	0,02	0,25*	0,53**	0,31	0,43	5,37	0,34	1,33	0,33
Moyenne décennale.	0,28	0,01	0,60	0,06	0,33	0,50	1,64	0,76	1,73	0,35

* Soldats ayant plus d'un an de présence sous les drapeaux.
** Soldats ayant moins d'un an de présence sous les drapeaux.

VIᵉ Tableau. — Décès par Aliénation mentale pour 1000 hommes d'effectif.

	OFFICIERS.	SOUS-OFFICIERS.	SOLDATS ayant PLUS D'UN AN.	SOLDATS ayant MOINS D'UN AN.	MILITAIRES à L'INTÉRIEUR.	MILITAIRES en Algérie et Tunisie.	MILITAIRES dans les prisons, pénitenciers et ateliers de travaux publics.	MILITAIRES des corps d'épreuve.	MILITAIRES DES RÉGIMENTS étrangers.	TOTAL GÉNÉRAL.
1890	0,10	néant	0,006	0,01	0,001	néant	néant	néant	néant	0,01
1891	0,14	0,02	0,007	0,01	0,01	0,01	néant	néant	0,14	0,01
1892	néant	0,02	0,003	0,01	0,006	0,01	néant	0,12	néant	0,007
1893	néant	néant	0,01	néant	0,006	0,03	0,17	0,13	0,16	0,009
1894	néant	néant	0,007	0,009	0,008	néant	néant	néant	néant	0,007
1895	0,04	néant	0,007	néant	0,006	néant	néant	néant	néant	0,005
1896	néant	néant	néant	0,01	0,006	néant	néant	néant	néant	0,005
1897	néant	néant	0,006	0,004	0,005	néant	néant	néant	néant	0,005
1898	0,04	néant	0,003	0,004	0,003	0,01	néant	néant	néant	0,004
1899	0,04	0,02	néant	0,004	0,003	0,01	néant	0,11	néant	0,004
1900	0,04	0,04	0,002	néant	0,006	0,01	néant	néant	néant	0,007
1901	néant	0,02	0,003	0,02	0,01	néant	néant	néant	néant	0,01
1902	0,08	0,02	0,01	0,004	0,01	0,01	0,26	néant	néant	0,01
1903	0,08	néant	0,003	0,009	0,01	néant	néant	néant	néant	0,008
1904	0,04	néant	néant	0,005	néant	0,02	néant	néant	néant	0,003
Moyenne décennale.	0,036	0,006	0,0049	0,0061	0,0054	0,007	0,017	0,036	0,030	0,0066

VIIe Tableau. — Radiation de l'armée pour Paralysie générale par 1 000 hommes d'effectif.

	OFFICIERS.	SOUS-OFFICIERS.	SOLDATS		MILITAIRES à L'INTÉRIEUR.	MILITAIRES en Algérie et Tunisie.	MILITAIRES dans les prisons, pénitenciers et ateliers de travaux publics.	MILITAIRES des corps d'épreuve.	MILITAIRES DES RÉGIMENTS étrangers.	TOTAL GÉNÉRAL.
			après l'incorporation.	à l'arrivée au corps.						
1890	0,40	0,02	0,01	0,005	0,02	0,02	0,20	néant	0,11	0,02
1891	0,44	0,02	0,01	néant	0,02	néant	néant	néant	néant	0,02
1892	0,58	0,08	0,01	néant	0,03	0,03	néant	néant	0,34	0,03
1893	0,33	0,02	0,01	néant	0,02	0,01	néant	néant	0,16	0,02
1894	0,27	néant	0,01	néant	0,01	0,02	néant	néant	0.27	0,01
1895	0,71	néant	0,01	néant	0,03	0,02	néant	néant	néant	0,03
1896	0,41	0,02	0,01	néant	0,02	0,01	néant	0,10	néant	0,02
1897	0,36	néant	0,01	néant	0,02	néant	0,18	néant	néant	0,02
1898	0,22	néant	0,01	0,004	0,01	0,01	néant	0,11	néant	0,01
1899	0,44	0,02	néant	0,001	0,02	néant	néant	néant	néant	0,02
1900	0,31	néant	0,01	néant	0,02	0,01	néant	néant	0,13	0,02
1901	0,60	0,09	0,01*	0,005**	0,05	0,04	néant	néant	0,15	0,03
1902	0,17	0,02	0,006*	0,01**	0,01	0,04	néant	0,26	néant	0,01
1903	0,21	0,04	0,003*	0,009**	0,01	0,01	néant	néant	néant	0,01
1904	0,27	0,09	0,003*	0,01**	0,02	0,02	néant	0,34	néant	0,02
Moyenne décennale.	0,416	0,018	0,009	0,001	0,020	0,012	0,038	0,021	0,088	0,020

* Soldats ayant plus d'un an de présence sous les drapeaux.
** Soldats ayant moins d'un an de présence sous les drapeaux.

VIIIᵉ TABLEAU. — Décès par paralysie générale par 1 000 hommes d'effectif

	OFFICIERS.	SOUS-OFFICIERS.	SOLDATS ayant PLUS D'UN AN.	SOLDATS ayant MOINS D'UN AN.	MILITAIRES à L'INTÉRIEUR.	MILITAIRES en Algérie et Tunisie.	MILITAIRES dans les prisons, pénitenciers et ateliers de travaux publics.	MILITAIRES des corps d'épreuve.	MILITAIRES DES RÉGIMENTS étrangers.	TOTAL GÉNÉRAL.
1890	0,20	0,02	0,003	néant	0,01	0,01	néant	0,11	néant	0,01
1891	0,05	0,02	néant	néant	0,004	néant	néant	néant	néant	0,003
1892	0,14	0,02	0,003	néant	0,01	néant	néant	néant	néant	0,009
1893	0,09	0,05	néant	néant	0,006	0,01	néant	néant	0,16	0,007
1894	0,09	0,02	néant	néant	0,006	néant	néant	néant	néant	0,005
1895	0,09	0,05	néant	néant	0,008	néant	néant	néant	néant	0,007
1896	0,13	0,05	néant	0,004	0,01	néant	néant	néant	néant	0,01
1897	0,22	0,02	néant	néant	0,009	0,01	néant	néant	néant	0,01
1898	0,04	0,02	néant	néant	0,003	néant	neant	néant	néant	0,003
1899	0,13	0,02	0,003	néant	0,009	néant	néant	néant	néant	0,008
1900	0,04	0,07	néant	néant	0,008	néant	néant	néant	néant	0,006
1901	0,17	0,04	0,003	néant	0,01	0,01	néant	néant	néant	0,01
1902	0,13	0,07	néant	néant	0,01	néant	néant	néant	néant	0,01
1903	0,08	0,02	néant	néant	0,006	néant	néant	néant	néant	0,005
1904	0,08	néant	néant	néant	0,004	néant	néant	néant	néant	0,003
Moyenne décennale	0,118	0,029	0,0009	0,0004	0,0075	0,003	néant	0,011	0,016	0,0072

IXᵉ Tableau. — Radiation de l'armée pour « Idiotie et Imbécillité » par 1000 hommes d'effectif.

	OFFICIERS.	SOUS-OFFICIERS.	SOLDATS après l'incorporation.	SOLDATS à l'arrivée au corps.	MILITAIRES à L'INTÉRIEUR.	MILITAIRES en Algérie et Tunisie.	MILITAIRES dans les prisons, pénitenciers et ateliers de travaux publics,	MILITAIRES des corps d'épreuve.	MILITAIRES DES RÉGIMENTS étrangers.	TOTAL GÉNÉRAL.
1890[1]	»	»	»	»	»	»	»	»	»	»
1891	»	»	»	»	»	»	»	»	»	»
1892	»	»	»	»	»	»	»	»	»	»
1893	néant	néant	0,06	0,03	0.04	0,07	néant	0,27	0,16	0,04
1894	néant	néant	0,10	0,04	0,05	0,07	néant	néant	0,27	0,06
1895	néant	néant	0,15	0,05	0,11	néant	néant	néant	néant	0,09
1896	néant	néant	0,12	0,004	0,06	0,08	néant	0,31	néant	0,06
1897	néant	néant	0,12	0.01	0,07	0,04	néant	néant	néant	0,07
1898	néant	néant	0,21	0,04	0,13	0,15	néant	néant	néant	0,13
1899	néant	0,02	0,07	0,009	0,04	0,02	0,67	0,22	0,29	0,04
1900	néant	néant	0,11	0,01	0,05	0,12	néant	0,11	néant	0,06
1901	néant	néant	0,08*	0,53**	0,24	0,15	néant	0,84	0,34	0,23
1902	néant	néant	0,07*	0,52**	0,24	0,09	néant	0,26	0,08	0,22
1903	néant	néant	0,16*	0,70**	0,35	0,29	1,10	0,10	0,19	0,34
1904	néant	0,02	0,12*	0,61**	0,28	0,89	1,26	0,34	0,08	0,29
Moyenne décennale.	»	»	0,10	0,12	0,10	0,07	0,06	0,20	0,11	0,10

1ᵃ La rubrique 61 *bis* « idiotie et imbécillité » n'a été portée dans les tableaux statistiques qu'en 1893.
* Soldats ayant plus d'un an de présence sous les drapeaux.
** Soldats ayant moins d'un an de présence sous les drapeaux.

X° Tableau. — Sorties de l'armée par décès et par radiation par suite de maladies mentales
pour 1 000 hommes d'effectif.

	OFFICIERS.	SOUS-OFFICIERS.	SOLDATS.	MILITAIRES à L'INTÉRIEUR.	MILITAIRES en Algérie et Tunisie.	MILITAIRES dans les prisons, pénitenciers et ateliers de travaux publics.	MILITAIRES des corps d'épreuve.	MILITAIRES DES RÉGIMENTS étrangers.	TOTAL GÉNÉRAL.
1890	1,10	0,06	0,29	0,35	0,50	2,03	0,33	1,81	0,38
1891	1,02	0,06	0,25	0,33	0,39	0,75	0,55	1,46	0,34
1892	1,20	0,12	0,30	0,39	0,56	1,28	1,32	2,06	0,41
1893	0,79	0,12	0,31	0,37	0,55	1,20	0.80	3,67	0,40
1894	0,49	0,07	0,32	0,37	0,60	1,01	0,60	3,16	0,41
1895	0,93	0,02	0,42	0,54	0,73	1,70	1,76	1,61	0,56
1896	0,67	0.07	0,31	0,39	0,53	1,06	1,15	1,38	0,41
1897	0,67	0,02	0,36	0,43	0,67	4,18	1,08	0,85	0,47
1898	0,87	0,06	0,38	0,49	0,59	1,96	0,66	1,18	0,49
1899	0,78	0,08	0,36	0,43	0,53	1,81	0,89	2,22	0,45
1900	0,52	0,11	0,30	0,37	0,44	1,29	0,36	0,93	0,39
1901	1,04	0,27	0,60	0,57	0,73	1,62	0,98	4,51	0,59
1902	0,38	0,13	0,42	0,50	0,65	2.87	1,19	2.08	0,52
1903	0,49	0,13	0,51	0,64	0.74	4,41	0,87	1,73	0,64
1904	0,48	0,11	0,50	0,61	1,36	4,63	1,02	1,41	0,64
Moyenne décennale.	0,85	0,06	0,33	0,40	0,56	1,69	0,91	1,94	0,43

Pour éviter des redites inutiles, il nous suffira
de commenter le tableau X qui synthétise les documents réunis dans les précédents.

Ce tableau représente assez exactement la fréquence de la morbidité mentale dans l'armée,
puisque, d'une part, il indique le nombre de cas
(pour 1 000 hommes d'effectif) ayant entraîné la
sortie de l'armée, soit par décès, soit par radiation
et que, d'autre part, nous savons « qu'en principe,
tout homme atteint d'aliénation mentale, doit être
réformé, alors même que son état n'est pas reconnu
incurable ».

Il semble que la circulaire ministérielle (3 juin 1897)
qui prescrit cette mesure très sage ne soit pas appliquée d'une manière rigoureuse. En comparant en
effet les tableaux donnant les moyennes des sorties
de l'armée à ceux représentant le nombre de cas de
maladies mentales observés dans les hôpitaux,
nous voyons que chez les sous-officiers, chez les
militaires en Algérie et en Tunisie, chez les militaires dans les prisons, pénitenciers et ateliers de
travaux publics, chez les militaires des corps
d'épreuve et chez les militaires des régiments étrangers, le nombre des cas de maladies mentales
observés est plus élevé que celui des cas ayant
entraîné la sortie de l'armée.

S'il en est bien ainsi, on est amené à admettre
que dans ces diverses catégories de militaires, on
observe des troubles mentaux passagers curables,

qui ne mettent que momentanément obstacle à l'accomplissement des obligations professionnelles. Il est vraisemblable qu'il s'agit alors des psychoses toxiques et infectieuses relevant probablement de l'alcoolisme et des infections coloniales. Mais ce sont là des hypothèses que nous ne saurions appuyer d'aucune preuve.

Quoi qu'il en soit, il est regrettable que la circulaire à laquelle nous faisons allusion reste méconnue, principalement quand il s'agit d'individus appartenant aux corps d'épreuve et aux prisons. Il n'y a pas intérêt à conserver dans l'armée des individus tout à la fois délinquants et aliénés.

En examinant le tableau X au point de vue de la fréquence relative des maladies mentales dans les diverses catégories de militaires depuis 1890, nous voyons que, pour toutes ces catégories, la fréquence progresse d'une manière sensible, sauf chez les officiers, où elle semble diminuer.

Si l'on se reporte aux autres tableaux, on voit très nettement que l'augmentation constatée dans les diverses catégories résulte surtout de l'importance des radiations « pour imbécillité et idiotie ». De 0,04 p. 1000 en 1893, la proportion passe à 0,28 p. 1000 en 1904 à l'Intérieur et en Algérie-Tunisie de 0,07 p. 1000 à 0,89. Il est donc évident qu'une foule de débiles intellectuels, autrefois maintenus dans le rang, sont actuellement renvoyés dans leurs foyers au grand avantage du service.

A propos de ces sujets, remarquons en passant,

et nous aurons à y revenir, que bien que ce soit un progrès dans l'établissement des statistiques, de leur avoir consacré depuis 1893 une mention spéciale, il est regrettable que la désignation employée soit aussi peu médicale. Il semble bien qu'en général les sujets classés sous le numéro 15 de la nomenclature n'appartiennent pas à l'idiotie, ni à l'imbécillité proprement dites ; le plus souvent il doit s'agir de débilité mentale et parfois d'affaiblissement intellectuel acquis, c'est-à-dire de démence. Il y a eu, par exemple, assurément erreur de classement et de désignation lorsque l'on a indiqué comme réformé pour idiotie et imbécillité deux sous-officiers en 1899 et en 1904. Il y aurait avantage, croyons-nous, pour se rapprocher de la vérité et pour employer les termes avec leur acceptation psychiatrique admise, de remplacer les rubriques « idiotie et imbécillité » qui ne trouvent guère leur application dans le milieu militaire par celle de « débilité mentale ».

Si nous rangeons les diverses catégories de militaires d'après la fréquence chez elles des maladies mentales, on obtient le classement suivant :

	P. 1000
1° Militaires des régiments étrangers. . .	1,94
2° Militaires des prisons, pénitenciers et ateliers de travaux publics.	1,69
3° Militaires des corps d'épreuve.	0,91
4° Officiers	0,85
5° Soldats	0,35
6° Sous-officiers.	0,06

Les régiments étrangers occupent la première place dans ce classement, en raison des éléments dont ils sont formés. Exception faite des Alsaciens-Lorrains patriotes, la plupart des légionnaires sont des débiles et surtout des déséquilibrés. A la faveur de cette prédisposition constitutionnelle, les troubles mentaux éclatent, et d'autant plus facilement que dans ce milieu, l'alcoolisme chronique est habituel, que les infections coloniales sont fréquentes, et enfin, que les conditions générales d'existence sont particulièrement défectueuses et pénibles, du fait du climat et de la vie des camps.

Nous n'insisterons pas davantage sur ce sujet : la psychologie de la légion étrangère a bien des fois tenté la plume de littérateurs et de médecins. Tout le monde a lu les pages que lui a consacrées d'Esparbès et d'où se dégage si bien la déséquilibration, non privée de romantisme et parfois de grandeur, d'un grand nombre de légionnaires.

La fréquence relative des maladies mentales dans les prisons et corps d'épreuve est liée aux rapports étroits qui unissent la dégénérescence psychique et la criminalité : la folie et la délinquance coexistent d'autant plus souvent chez les mêmes sujets qu'elles ont une origine commune et se développent sur le même terrain. Cette question, d'un si gros intérêt philosophique et social, ne saurait être abordée ici, mais il est bon de constater en passant que, dans le milieu militaire, comme dans le milieu civil, les maladies mentales frappent surtout les groupements où les tares morales sont les plus nombreuses. La fréquence de l'aliénation dans les prisons, pénitenciers et corps d'épreuve, comporte des déductions pratiques au point de vue médico-légal sur lesquelles nous aurons à revenir dans la troisième partie de ce travail.

Les officiers occupent le quatrième rang dans l'échelle que nous avons dressée. Cette place, ils la doivent à l'importance numérique chez eux d'une maladie de laquelle les autres militaires sont pour ainsi dire à l'abri, en raison surtout des conditions d'âge qui la déterminent ; nous voulons parler de la paralysie générale. En effet, sur 1000 officiers, 0,85 sortent de l'armée par suite de maladies mentales, dont 0,53 pour paralysie générale et 0,32 pour psychoses diverses ; chez 1000 soldats, dont 0,33 sortent pour maladies mentales, la paralysie générale n'intervient que 0,005 fois p. 1000.

Les maladies mentales, du moins celles qui entraînent le décès, la réforme ou la retraite, sont moins fréquentes chez les sous-officiers que dans toute autre catégorie. Même en comptant les formes passagères beaucoup plus nombreuses (0,33 p. 1000), les sous-officiers occupent le dernier rang de notre classement. Nous allons voir par contre dans un instant que le suicide est une manifestation psychopathique très commune chez ces militaires.

Nos tableaux statistiques nous montrent en dernier lieu la prédominance des maladies mentales en Algérie-Tunisie. Cette prédominance tient en grande partie à la présence dans ces colonies des corps d'épreuve et des régiments étrangers qui sont, comme on sait, tout particulièrement atteints.

L'armée à l'Intérieur compte 0,40 aliénés p. 1000; les corps de troupe qui occupent l'Algérie-Tunisie en comptent 0,56 p. 1000.

En une période de 10 années la morbidité mentale moyenne de l'armée française a été de 0,43 p. 1000.

Le onzième tableau nous montre la fréquence relative des décès par suicide. Au point de vue psychiatrique, ces renseignements sont incomplets, car ce qui importe en cette matière, c'est moins le décès-suicide que la tentative elle-même, qu'elle soit ou non suivie de mort. Or, la statistique médicale de l'armée n'enregistre que depuis peu les tentatives non suivies d'effet. Quoi qu'il en soit, sur la fréquence *absolue* des suicides chez les militaires, notre tableau donne des renseignements intéressants.

Le suicide n'est pas toujours sous la dépendance de l'aliénation mentale, mais le plus souvent, il dépend de l'alcoolisme chronique, ou de la déséquilibration psychique. Alors même que les tentatives semblent justifiées par les conditions extérieures, presque toujours elles ont été effectuées à la faveur d'un trouble mental passager et d'une prédisposition psychopathique plus ou moins apparente.

Dans les recueils statistiques, le paragraphe con-

XIᵉ Tableau. — Mortalité par Suicide par 1 000 hommes d'effectif

	OFFICIERS.	SOUS-OFFICIERS.	SOLDATS ayant PLUS D'UN AN.	SOLDATS ayant MOINS D'UN AN.	MILITAIRES à L'INTÉRIEUR.	MILITAIRES en Algérie et Tunisie.	MILITAIRES dans les prisons, pénitenciers et ateliers de travaux publics.	MILITAIRES des corps d'épreuve.	MILITAIRES DES RÉGIMENTS étrangers.	TOTAL GÉNÉRAL.
1890	0,25	0,50	0,25	0,29	0,24	0,47	0,20	0,56	0,22	0,27
1891	0,29	0,52	0,20	0,36	0,27	0,40	néant	0,55	0,88	0,29
1892	0,38	0,85	0,22	0,31	0,28	0,44	0,18	0,48	0,34	0,30
1893	0,42	0,73	0,19	0,40	0,27	0,63	0,34	0,94	1,34	0,31
1894	0,37	0,61	0,27	0,38	0,28	0,41	0,50	0.84	1,10	0,30
1895	0,56	0,40	0,17	0,29	0,22	0,39	0,17	0,43	0,69	0,24
1896	0,50	0,49	0,24	0,21	0,24	0,39	0,35	0,31	0,74	0,26
1897	0,27	0,58	0,22	0,26	0,24	0,54	néant	0,43	1,23	0,26
1898	0,31	0,43	0,23	0,27	0,22	0,56	0,43	0,65	1,08	0,26
1899	0,26	0,53	0,20	0,29	0,24	0,37	0,40	0,22	1,02	0,26
1900	0,45	0,43	0,16	0,19	0,18	0,36	0,20	0,51	0,93	0,20
1901	0,22	0,41	0,15	0,28	0,19	0,37	0,54	0,28	1,55	0,22
1902	0,25	0,52	0,18	0,20	0,20	0,34	0,52	0,67	1,59	0,22
1903	0,34	0,62	0,19	0,18	0,20	0,37	0,27	0.77	1,05	0,22
1904	0,43	0,41	0,19	0,17	0,18	0,45	néant	0,87	1,14	0,21
Moyenne décennale.	0,36	0,56	0,21	0,30	0,25	0,46	0,25	0,54	0,86	0,27

Nota. — De 1875 à 1880 : Intérieur, 0,28 ; Algérie-Tunisie, 0,53. — De 1881 à 1890 : intérieur, 0,31 ; Algérie-Tunisie, 0,62.

sacré à l'étude du suicide se termine en général par une phrase qui indique que « les malheureux qui se laissent aller à cette fatale détermination sont le plus souvent des impulsifs et des dégénérés ». Qu'on ne voie pas là une formule officielle destinée à démontrer « que les circonstances de la vie militaire proprement dite ne sont pas en cause », mais bien l'expression d'une vérité clinique.

Nous en voyons une preuve dans le nombre des suicides effectués en Algérie-Tunisie, qui tient précisément à la présence dans ces régions des corps de troupe où les déséquilibrés et les alcooliques chroniques sont les plus nombreux.

Toutefois il n'intervient pas uniquement des facteurs psychopathiques dans la fréquence des suicides, certains facteurs sociaux doivent jouer un rôle important. Comment expliquerait-on autrement le nombre élevé de suicides chez les sous-officiers et, au contraire, la rareté dans les prisons et pénitenciers ? Nous ne nous lancerons pas dans une explication de ces faits ; on ne saurait le faire sans avancer des hypothèses non démontrables.

Nous avons cru intéressant de joindre aux renseignements statistiques tirés de sources officielles, des données extraites des archives médicales de la Maison nationale de Charenton. On sait que cet établissement reçoit, entre autres pensionnaires, les militaires de la garnison de Paris présentant des troubles mentaux, et, en particulier, les officiers

XII° Tableau. — Statistique des Militaires internés à Charenton de 1839 à 1908

	PARALYSIE GÉNÉRALE				VÉSANIES DIVERSES				TOTAL			
	Soldats.	Sous-off.	Officiers.	Total.	Soldats.	Sous-off.	Officiers.	Total.	Soldats.	Sous-off.	Officiers.	Total.
1839-1848	17	14	51	82	64	11	22	97	80	26	73	179
1849-1858	34	25	55	114	116	15	37	168	150	40	92	282
1859-1868	58	46	94	198	137	28	52	217	195	76	146	415
1869-1878	39	40	90	169	144	30	52	226	183	70	142	395
1879-1888	néant	15	75	90	49	22	45	116	49	37	120	206
1889-1898	néant	21	49	70	29	14	26	69	29	35	75	139
1899-1908	1	14	50	65	39	12	34	85	40	26	84	150
1838-1908	**149**	**175**	**464**	**788**	**578**	**132**	**268**	**978**	**726**	**308**	**732**	**1766**

XIIIᵉ Tableau. — Statistique nosographique
des 101 aliénés militaires observés par nous (1905-1908)
à la Maison nationale de Charenton.

	OFFICIERS.	SOUS-OFFICIERS.	SOLDATS.	TOTAL.
Crétinisme.	néant	néant	néant	néant
Idiotie.	néant	néant	néant	néant
Débilité mentale.	néant	néant	(15)*	(15)*
Déséquilibration mentale . .	néant	néant	(6)*	(6)*
Idiotie morale.	néant	néant	1	1
Démence sénile.	néant	néant	néant	néant
Démences organiques. . . .	2	néant	néant	2
Démence post-traumatique. .	3	1	néant	4
Paralysie générale.	23	12	1	36
Démence épileptique	néant	néant	néant	néant
Démence précoce. . . .	10	néant	13	23
Affaiblissement psychique secondaire aux infections et aux intoxications	néant	néant	3	3
Délires toxiques.	néant	4	3	7
Délires secondaires aux ictus.	1	néant	2	3
Psychose hallucinatoire aiguë.	néant	néant	néant	néant
Mélancolie pure.	2	néant	néant	2
Délire de préjudice.	néant	néant	néant	néant
Folie maniaque dépressive. .	2	néant	3	5
Délires systématisés à base hallucinatoire.	2	néant	néant	2
Délires systématisés à base d'interprétations	1	néant	néant	1
Les obsessions, les phobies, les impulsions.	1	néant	2	3
Délires polymorphes. . . .	néant	2	6	8
Délires de revendication. . .	1	néant	néant	1
Total.	**48**	**19**	**34**	**101**

* Ces chiffres sont mis entre parenthèses, car les débiles et les
déséquilibrés rentrent dans la statistique sous d'autres rubriques.

placés au Val-de-Grâce, qui ne sont pas transférés dans les maisons de santé particulières.

Nous avons relevé tous les placements de militaires effectués depuis 1839, au nombre de 1 766. Ces malades ont été groupés par catégories dans le tableau XII par périodes de dix ans. Nous avons renoncé à donner ici le relevé annuel.

Ce tableau est intéressant au point de vue de la fréquence de la paralysie générale. On ne peut mettre en doute le bien-fondé des diagnostics en se rappelant que les observations médicales ont été faites pour la plupart par des cliniciens comme Calmeil et Christian.

Le dernier tableau a trait à tous les cas d'aliénation mentale observés par nous chez des militaires pendant les années 1905, 1906, 1907, 1908. Nous avons groupé nos observations sous les rubriques d'une classification dont nous allons parler dans un instant. Les réflexions que peut susciter l'examen de cette statistique personnelle seront développées au cours de la seconde partie de cet ouvrage.

DEUXIÈME PARTIE

CHAPITRE DEUXIÈME

Les diverses affections mentales qui s'observent chez les militaires. — Classification adoptée pour l'examen des cas de notre pratique à Charenton : les maladies mentales par insuffisance psychique et les maladies mentales à manifestations surtout délirantes.

Le crétinisme et l'idiotie. — La débilité mentale et la nostalgie (Observations 1 et 2). — La déséquilibration mentale (Observations 3 et 5). — L'idiotie morale (Observation 6).

Pour examiner sous tous ses aspects cliniques cette question de la folie dans l'armée et pour nous rendre compte en particulier de la fréquence relative et de l'importance que certaines manifestations cliniques prennent par rapport aux autres, nous adopterons une classification générale des maladies mentales, dans laquelle nous ferons rentrer les cas des 101 aliénés militaires observés par nous à Charenton, de 1905 à 1909.

A notre avis, toutes les classifications psychiatriques sont, à l'heure actuelle, provisoires : il faut les considérer comme des cadres commodes pour grouper les faits, mais on ne doit pas oublier qu'elles établissent en même temps des barrières fictives. Les classifications détaillées participent le plus à ces avantages et à ces inconvénients. Nonobstant ces réserves, nous utiliserons pour l'étude des maladies mentales dans l'armée les subdivisions nosographiques indiquées dans le tableau ci-contre.

Cette classification s'est inspirée de celle de Kræpelin, et elle est, sauf des changements de détails, la reproduction de la classification proposée par Sérieux en 1900.

Crétinisme. Idiotie

Le premier coup d'œil que l'on jette sur cette classification des maladies mentales montre que certaines affections, en raison des malformations morphologiques qui leur sont propres, rendent impossible l'admission dans l'armée des sujets qui en sont atteints. Le *crétinisme et l'idiotie* ne peuvent en effet jamais se rencontrer chez des militaires.

Il nous paraîtrait inutile d'insister sur ce point, si nous n'avions vu admettre l'idiotie, *d'une manière officielle*, comme une cause de maladie amenant à l'infirmerie et à l'hôpital, et comme susceptible de motiver la réforme ou la mise à la retraite.

Le terme idiotie est assurément détourné de son

I. — Maladies mentales caractérisées essentiellement par de la faiblesse psychique.

Faiblesse psychique par arrêt de développement.
- faiblesse psychique d'origine myxœdémateuse. . . . . . . { Crétinisme.
- faiblesse psychique d'origines diverses.
  - Prédominant dans la sphère intellectuelle.
    - Idiotie.
    - Débilité mentale.
    - Déséquilibration mentale.
  - Dans la sphère morale.
    - Idiotie morale.

Faiblesse psychique acquise et liée à des lésions plus ou moins bien définies.
- . . . . Démence sénile.
- . . . . Démences organiques.
- . . . . Démence post-traumatique.
- . . . . Paralysie générale.
- . . . . Démence épileptique.
- . . . . Démence précoce.
- . . . . Affaissement psychique secondaire aux intoxications et aux infections.

II. — Maladies mentales caractérisées essentiellement par des manifestations délirantes.

- . . . . Délires toxiques.
- . . . . Délires secondaires aux ictus.
- . . . . Psychose hallucinatoire aiguë.

Psychoses de l'involution sénile
- . . . . Mélancolie pure.
- . . . . Délire de préjudice.
- . . . . Folie maniaque dépressive.

Psychoses constitutionnelles.
- les délires systématisés
  - . . . . Délires systématisés à base d'hallucination.
  - . . . . Délires systématisés à base d'interprétation.
- États psychopathiques liés à la dégénérescence mentale
  - . . . . Les obsessions, les phobies, les impulsions.
  - . . . . Délires polymorphes.
  - . . . . Délires de revendication.

sens médical exact lorsque nous le voyons employé, concurremment avec celui *d'imbécillité*, et lorsqu'il est appliqué à des militaires dont certains ont pu devenir sous-officiers (statistique 1899 et 1904), dont d'autres ont pu mériter la réforme avec gratification (statistique de 1894 et 1897), dont d'autres enfin ont pu paraître susceptibles de s'amender, puisqu'on les a mis en réforme temporaire.

Littré définit ainsi l'idiotie : « Forme congénitale d'aliénation mentale par absence d'intelligence, coïncidant avec un défaut de développement de l'encéphale. Elle se complique fréquemment de graves détériorations physiques, et celles-ci témoignent autant de l'idiotie que l'infériorité mentale. »

En pratique, l'importance des « détériorations physiques » est telle que, dans un Conseil de revision, le diagnostic s'impose, et qu'il n'a jamais pu être admis un idiot dans l'armée. Il faudrait donc, pour garder aux termes leurs propriétés indiscutablement admises, rayer des statistiques de morbidité de l'armée le mot idiotie.

Débilité mentale

En réalité, sous la désignation officielle « d'idiotie et d'imbécillité » sont assurément rangés des sujets qui, dans notre classification, appartiendraient à la *débilité mentale*. Ce terme, largement compréhensif, englobe un nombre considérable d'individus dont le défaut de développement des facultés intellectuelles revêt un caractère pathologique.

La débilité mentale est, chez les militaires, à la base d'un grand nombre de troubles psychopathiques nécessitant l'internement ou provoquant la réforme. Nous l'avons constaté 15 fois (non compris les déséquilibrés et pervers) chez les 34 soldats soignés par nous.

A l'état isolé, la débilité mentale n'est pas, à proprement parler, une maladie, c'est une infirmité. Sauf dans les cas très accentués qui répondent médicalement au terme précis *d'imbécillité*, elle n'est pas toujours incompatible avec le service militaire. L'écueil que n'arrivent pas à éviter tous les débiles réside dans leur adaptation au nouveau milieu dans lequel ils se trouvent placés à leur incorporation.

Un certain nombre de *minus habens*, surtout ceux qui appartiennent à une catégorie sociale un peu élevée, ne peuvent s'habituer aux conditions inhérentes à la vie en commun et au milieu militaire. Ils s'offusquent, s'étonnent ou s'effrayent des ordres brusques et encore plus des plaisanteries et des brimades auxquelles les exposent leur faiblesse d'esprit et leur naïveté. Ces sujets sont d'autant plus sensibles aux moqueries et aux rebuffades inévitables que jusqu'alors ils ont été élevés et choyés dans le cercle étroit de la famille qui s'est ingéniée à protéger leur faiblesse.

On conçoit combien, dans ces conditions, l'équilibre instable de leur mentalité est rapidement détruit et combien se développent facilement des troubles psychopathiques aigus.

Nous allons rapporter deux observations, pour ainsi dire superposables, où l'on voit sur un fond de débilité mentale, éclore rapidement des troubles mentaux après quelques semaines d'incorporation. Les conditions nouvelles d'existence, le milieu nouveau, sinon hostile, du moins rustique et peu bienveillant, ont été les causes provocatrices des accès maniaques observés.

En lisant l'observation de Pa.., on verra combien étrangement ses parents s'étaient trompés quand ils espéraient, en l'engageant, éveiller son activité intellectuelle et modifier son caractère enfantin. L'armée n'est pas une école pour les arriérés et les amoraux ; certains débiles ne peuvent s'y adapter. Malheureusement, le préjugé contraire n'est pas près de disparaître ; nous aurons à revenir sur ce sujet.

Observation 1. — Pa... est le fils d'un vieillard de 68 ans ; il n'a commencé à parler qu'à 5 ans et a conservé de la blésité. A l'école il apprenait très difficilement et il sait à peine lire et écrire. Se rendant compte de son insuffisance mentale, ses parents, qui appartiennent à la classe aisée et instruite, renoncèrent à le mettre au collège et cherchèrent à le placer en apprentissage. Comme il ne réussit pas, on l'engage à 18 ans, « pour le débrouiller », dans les chasseurs d'Afrique.

Arrivé au corps, Pa... aurait été l'objet, de la part des anciens, de sévices et de propositions obscènes ; quoi qu'il en soit, au bout de deux mois, il tombe dans

un mutisme absolu, est placé à l'hôpital et, de là,
envoyé en convalescence chez ses parents, à Paris. Il
se rétablit rapidement, mais à la fin de son congé Pa...
redevient nerveux, irritable, violent et enfin se jette à
la Seine. Pendant son séjour dans notre service, Pa...
a eu un accès maniaque des plus intenses avec des
idées délirantes polymorphes. A la fin de l'accès, nous
pûmes nous rendre compte que la débilité mentale de
ce sujet était voisine de l'imbécillité et qu'évidemment
il était et avait toujours été impropre à tout service
militaire.

OBSERVATION 2. — Pe... appartient à une famille de
gens instruits et aisés ; il s'est développé normalement
jusqu'à 4 ans. A cet âge, il a présenté des accidents
cérébro-méningés (raideur de la nuque, pertes de connaissance, paralysie des sphincters, fièvre, etc.) ; depuis
ses parents se rendirent compte qu'il était intellectuellement inférieur aux autres enfants. On ne put lui
faire faire ses classes, il passa seulement son certificat
d'études. Il s'occupait comme garçon boulanger amateur, travaillant d'ailleurs la nuit comme ses camarades et effectuant un bon travail.

C'était encore, à 20 ans, un garçon craintif, vivant
dans l'ombre de sa mère, jouant et causant avec elle
comme un petit enfant. Il était timide et muet devant
les étrangers, et ignorait la femme malgré son grand
développement physique. L'activité intellectuelle était
nulle en dehors des préoccupations journalières
banales. Arrivé au corps le 6 octobre et placé dans les
ouvriers boulangers, sa naïveté et sa faiblesse d'esprit
l'exposent de suite à des brimades et même à des
sévices de toute sorte. Le 20 octobre, comme l'intendant
chef de section l'interroge paternellement, ainsi qu'il
avait l'habitude de le faire pour tous les nouveaux
soldats, Pa... répond d'abord correctement, puis subi-

4

tement se tourne vers ses camarades, leur donne des ordres à haute voix, s'agite et s'exalte de telle sorte qu'il est aussitôt envoyé à l'hôpital. Là se développe en quelques heures un accès maniaque avec idées délirantes polymorphes pour lequel il est interné à Charenton du mois de novembre au mois de mai de l'année suivante.

L'accès se termine par la guérison, mais Pe... redevient ce qu'il était autrefois, c'est-à-dire un débile de l'intelligence, capable de se livrer à un travail manuel utile à la condition d'être traité avec affectuosité, mais hors d'état de s'adapter à un milieu nouveau et de réagir comme il convient aux froissements et à la rusticité inévitable de la vie en commun.

En somme, ce sujet est, comme il a toujours été, absolument impropre au service militaire.

Malgré des faits de ce genre, qui seront toujours observés, il serait, à notre avis, tout à fait exagéré de prétendre qu'il faille éliminer de l'armée tous les débiles mentaux ; un grand nombre de ces sujets peuvent faire de bons soldats et le service militaire est profitable à ceux qui sont suffisamment peu atteints pour pouvoir s'adapter à de nouvelles conditions d'existence. Il importerait par contre que les chefs connussent les débiles placés sous leurs ordres pour mesurer à la valeur de leur intelligence la gravité des fautes qu'ils peuvent commettre. N'en est-il pas d'ailleurs déjà souvent ainsi ?

Le médecin militaire doit, d'autre part, se souvenir que ces débiles, au point de vue mental, ont besoin d'une surveillance spéciale : chez eux, les psychoses sont fréquentes et l'intoxication alcoolique leur est très nuisible et se manifeste rapidement par des réactions délirantes. Les infections chroniques produisent les mêmes résultats.

Il est une maladie mentale, la *nostalgie*, qui est pour ainsi dire une manifestation signalétique de la débilité mentale.

Au point de vue psychopathique, la nostalgie n'est autre qu'un état mélancolique à base d'idée obsédante. L'obsession réside dans le désir intense de revoir son pays et ses proches.

La tristesse et le regret très naturels qui résultent de la séparation du milieu habituel ne peut revêtir que chez des débiles et des obsédés une intensité véritablement pathologique. Habituellement la nostalgie offre peu de gravité : un congé de quelques jours suffit à dissiper l'état mélancolique et à faire disparaître l'obsession qui, en général, ne se reproduit plus.

Comme toutes les autres idées déprimantes, la nostalgie peut amener des idées de suicide. « Selon M. L. Colin, les nostomanes, seraient de tous les mélancoliques ceux qui ont le plus de tendances à se détruire dès que leur état mental prend le caractère morbide, et M. Brierre de Boismont rapporte que sur 52 cas de suicide, 13 ont été entraînés par la nostalgie. » Avec Widal, à qui nous empruntons ces lignes, nous dirons qu'à l'heure actuelle, la nostalgie est devenue beaucoup plus rare qu'autrefois en raison des améliorations apportées au bien-être des militaires et en raison de la facilité des communications ; en outre les formes graves et redoutables ne s'observent plus guère.

Les idées de suicide s'observent chez les militaires, en dehors de la nostalgie : elles sont précisément particulièrement fréquentes chez les malades dont nous nous occupons en ce moment ; assurément la plupart des jeunes soldats qui attentent à leurs jours sont atteints de débilité mentale comme le prouve la futilité des causes de leurs tentatives. Le plus grand nombre des autres sont des déséquilibrés. Chez les officiers et les soldats de métier (légion étrangère, armes spéciales, etc.), d'autres facteurs, en particulier l'alcoolisme, interviennent dans l'éclosion des idées de suicide. Nous aurons à y revenir.

Déséquilibration mentale

A côté des débiles se placent dans notre classification les déséquilibrés ; Régis définit ainsi la déséquilibration : « Les déséquilibrations forment pour ainsi dire la transition entre l'état normal et l'état pathologique. Ce sont de véritables frontières où vivent des individus intelligents, parfois même brillants, mais incomplets et porteurs d'une tare, qui se traduit par un défaut d'harmonie et de pondération entre les diverses facultés et les divers penchants. »

La présence dans l'armée de déséquilibrés est autrement pernicieuse que celle des débiles et des véritables aliénés. Ce sont eux les fauteurs de désordres, qui poussent et entraînent les débiles et les faibles. Ce sont eux qui forment la masse des « mauvaises têtes » et des « irréductibles ».

Leur activité cérébrale, leur ingéniosité à mal faire, quand, comme cela arrive trop souvent, le déséquilibre intellectuel se complique d'idiotie morale, les rend particulièrement dangereux.

Un grand nombre de déséquilibrés arrivant à l'armée se sont déjà signalés dans le milieu social ordinaire et ont encouru des condamnations : aussi, heureusement, la plupart se trouvent groupés dans des corps d'épreuves, ou bien, rapidement, ils deviennent les hôtes des pénitenciers et des prisons.

Les déséquilibrés se rencontrent en grand nombre dans la légion étrangère où ils voisinent avec des débiles. Les éléments sains de ces régiments ne sont représentés que par les patriotes des provinces annexées et certains soldats de carrière attirés par l'amour de la vie des camps.

Les déséquilibrés, comme tous les dégénérés, offrent une grande prédisposition aux maladies mentales, aussi voyons-nous la morbidité vésanique atteindre son maximum, précisément dans les armes où les déséquilibrés sont les plus nombreux. (*Voir statistiques.*) La proportion des maladies mentales chez les militaires à l'Intérieur (de 1890 à 1904) varie entre 0,32 et 0,44 p. 1000, tandis que dans les corps d'épreuve elle est de 0,51 à 1,74 ; dans les régiments étrangers de 1 à 4,97 p. 1000 et dans les prisons de 1,86, chiffre le plus faible, à 9,11 p. 1000, chiffre le plus fort. Ces chiffres sont démonstratifs et se passent de commentaires.

Les manifestations aiguës, épisodiques, de la dégénérescence se produisent chez les déséquilibrés à la faveur des intoxications auxquelles les exposent particulièrement leurs tendances habituelles toxicomaniaques. Leur vie aventureuse, les climats meurtriers dans lesquels ils vivent et les infections, surtout la syphilis et le paludisme chronique, favorisent encore l'éclosion des troubles mentaux. En somme, fatigues, excès, alcoolisme, syphilis et paludisme sont les facteurs que l'on retrouve à divers degrés et diversement combinés chez la plupart des déséquilibrés, qui échouent dans les asiles d'aliénés après avoir passé par les corps spéciaux ou les pénitenciers.

OBSERVATION 3. — Pr... appartient à une famille aisée, son père est notaire dans une ville de l'Ouest. Nous notons des antécédents héréditaires psychopathiques, en particulier une de ses sœurs est morte mélancolique. A 12 ans, Pr... quitte le collège pour s'embarquer comme mousse ; on le rejoint au moment où il allait contracter un engagement ; réintégré, il poursuit régulièrement ses études et est reçu bachelier à 17 ans. A 18 ans, il s'engage dans la marine où il reste de 1890 à 1897 ; il rentre dans ses foyers, renvoyé par anticipation (décision ministérielle).

Chez lui, Pr... se montre nerveux, irritable, et ses parents constatent qu'il a pris des habitudes alcooliques et qu'il se livre à tous les excès. En 1899, il déclare aux siens qu'il est dévoyé, déclassé et brusquement s'engage dans la légion étrangère. Dans ses états de service nous relevons comme campagnes : Dahomey, Algérie, Sahara.

Réformé en 1902 pour paludisme, diarrhée chronique et dyspepsie, il contracte six mois plus tard un nouvel engagement.

Les troubles mentaux sont devenus évidents en 1907. Pr... devient indiscipliné, menace de tirer sur ses chefs et est placé dans un asile de province d'où il sort en convalescence au bout d'un mois. Il rechute rapidement et enfin est placé à Charenton. Ici nous avons constaté l'existence d'un délire incohérent de persécution et de grandeur entraînant des réactions extrêmement dangereuses et nécessitant l'isolement. Après six mois de traitement, le malade est transféré dans l'asile de son département.

OBSERVATION 4. — Da..., 35 ans, charpentier, d'origine belge, entre à Charenton, venant du Val-de-Grâce où il a été envoyé en observation comme suspect d'aliénation mentale. Il était alors depuis un mois au Cherche-Midi en prévention d'insoumission.

Dès l'âge de 7 ans, Da... a donné des preuves de son déséquilibre mental : à la suite d'une correction, il quitte ses parents avec l'intention de s'en aller définitivement et il est recueilli à la frontière par de braves gens qui préviennent sa famille .

Vers 18 ans, il part en Russie avec son père qui était contremaître charpentier ; là il commence à se livrer à des excès alcooliques. Étant à cheval en état d'ivresse, il écrase un enfant ; le père de celui-ci, dans sa colère, profère des menaces. Da..., effrayé, va se cacher dans un bois où il reste quatre jours sans abri et sans nourriture ; retrouvé par ses camarades, on constate qu'il a l'esprit dérangé et il est placé à l'hôpital.

Guéri, Da... se remet aussitôt à boire et un beau jour il quitte son père sans prévenir, va de Batoum à Constantinople, et de cette ville vient en France en passant par l'Autriche et la Suisse. Tout ce trajet a été effectué à pied. Da... s'arrêtait quand il trouvait de l'ouvrage et reprenait sa marche dès qu'il avait un pécule. Arrivé à Paris, il gagne facilement sa vie car il est bon ouvrier, mais il ne peut rester dans aucun chantier.

En 1900, Da... reçoit une convocation l'invitant à rentrer en Belgique pour faire son service militaire ; il n'obéit pas à cette sommation et quelques semaines plus tard s'engage en France dans la légion étrangère, part dans le Sud algérien et assiste à plusieurs combats. Après une escarmouche, il profite de ce qu'il est en reconnaissance pour chercher à s'évader, mais il rentre le soir même. On le punit et aussitôt éclate un accès de délire qui semble avoir été de nature toxialcoolique, à la suite duquel il est réformé.

Rentré en France (1903), Da... reprend son métier de charpentier, mais après quelques semaines il va en Belgique chez sa tante où il reste pendant trois mois. Revenu en France, il se trouve sans argent et s'engage de nouveau dans la légion, mais au lieu de se rendre à Marseille, il rentre en Belgique, où ses parents, fatigués de sa présence, préviennent la police et il est incorporé dans un régiment.

Pendant cinq mois, Da... se comporte bien, mais il tombe malade, va à l'hôpital et obtient un congé de convalescence. A l'expiration du congé, au lieu de rejoindre son corps, il rentre en France et se remet à travailler. En 1905 il est arrêté comme insoumis et envoyé au Cherche-Midi ; là, après quelques jours, il cherche à tuer un sergent au cours d'un délire hallucinatoire qui provoque son transfert au Val-de-Grâce et de là à Charenton.

Da... est un homme encore vigoureux. Sa mémoire est très affaiblie, son jugement est débile. Il reconnaît s'être toujours livré à de grands excès alcooliques ; lorsqu'il gagnait 8 francs par jour comme charpentier, il dépensait 5 francs pour sa boisson préférée qui est le « champoreau ». C'est toujours au moment où il pouvait se livrer le plus facilement à ses excès d'alcool qu'il a fait ses fugues et ses désertions.

Le délire hallucinatoire qui a motivé le transfert de Da... du Cherche-Midi se dissipe après quelques jours à Charenton ; le malade conserve seulement la conviction qu'on a cherché à lui faire du mal et qu'un sergent voulait sa mort.

Au bout de quelques semaines de traitement, Da... demande à travailler dans l'établissement et s'occupe d'une manière utile avec le jardinier. Bientôt sa présence dans un asile d'aliénés ne se justifie plus et nous demandons sa sortie.

A ce moment, Da... paraît tout à fait raisonnable, il promet de travailler régulièrement, de ne plus boire et il entre dans un chantier voisin de l'établissement. Un jour il disparaît du chantier sans que personne sache ce qu'il est devenu. Il est bien probable que son besoin de déplacement et de nouveaux excès lui ont fait reprendre sa vie aventureuse de déséquilibré instable.

Mais il n'y a pas que dans les corps d'épreuve que se rencontrent les déséquilibrés avec troubles mentaux ; en France, l'alcoolisme et la syphilis suffisent très largement à provoquer chez ces prédisposés des accidents psychopathiques. L'observation suivante est très démonstrative à cet égard :

OBSERVATION 5. — Mi..., 19 ans, sapeur-télégraphiste,

est transféré du Val-de-Grâce après passage au Cherche-Midi. Son père est fils naturel, il a eu 14 enfants, tous, sauf Mi..., morts en bas âge de convulsions ; autrefois il s'est adonné à l'alcool, actuellement il est atteint d'une maladie de la moelle.

Jusqu'à 15 ans Mi... s'est développé normalement, mais à cet âge il a fait une fièvre typhoïde grave. Placé ensuite comme facteur télégraphiste, il se débauche et se livre à de grands accès alcooliques ; à la suite d'une simple observation il quitte les postes et entre aux chemins de fer où il ne reste également que quelques mois. Sa mère constate à ce moment que son caractère se modifie et que son humeur est très instable ; à diverses reprises il a des accès de colère pour le moindre motif et dont il ne garde qu'un souvenir confus ; alors qu'il avait toujours été très respectueux, il s'élance sur son père qui lui fait un reproche et le frappe à la tête avec une bouteille.

A 18 ans, il quitte brusquement sa situation au chemin de fer et s'engage. Le soir de son incorporation il manque à l'appel et passe sa nuit dans une maison de prostitution où il contracte la syphilis. Quelques semaines plus tard, il abandonne son poste et rentre chez ses parents qui le ramènent au régiment. Enfin à l'occasion d'une observation qui lui est faite sur sa tenue, Mi... entre en fureur, injurie son sergent, se dévêt complètement dans la cour de la caserne et frappe un caporal. Emprisonné il déclare désirer aller aux bataillons d'Afrique et ne pas hésiter à commettre de nouvelles fautes pour arriver à ses fins. Interrogé minutieusement par ses chefs, ceux-ci voient qu'il a perdu en partie le souvenir de ses actes d'insubordination ; il est alors soumis à un examen médical et transféré à Charenton avec le diagnostic d'impulsion épileptique.

L'amnésie de Mi... est relative, elle semble secondaire aux accès de colère dont elle démontre l'intensité. Nous n'acceptons pas volontiers le diagnostic d'épilepsie dont l'impulsivité serait le seul signe ; par contre notre observation du sujet nous confirme son irresponsabilité et son inaptitude à tout service militaire.

A plusieurs reprises, Mi... fait pour les raisons les moins valables des tentatives de suicide ; il dit qu'il est toujours hanté par le désir de la mort ; tantôt il se laisse abattre par la plus petite contrariété, tantôt au contraire il se livre aux réactions d'une joie immodérée. Mi... est conscient du bien et du mal, il se rend compte de ses fautes quand elles sont commises mais il ne délibère jamais avant de les commettre, emporté qu'il est par la rapidité de ses impulsions.

Pendant les deux premiers mois de son internement, Mi... reste le plus souvent très déprimé avec des idées de mort et des accès de découragement ; son état général est défectueux. L'abstinence de toute boisson alcoolique, le traitement régulier de sa syphilis et l'isolement l'améliorent peu à peu ; bientôt il demande à être occupé et rend des services dans la mesure du possible. Après trois mois d'internement, nous demandons la sortie de Mi..., à ce moment il ne présente plus de troubles mentaux susceptibles de justifier son internement, mais ce sujet est un déséquilibré dont l'instabilité et l'impulsivité ne tarderont pas à se manifester de nouveau s'il se remet à faire des excès alcooliques.

Idiotie morale

Dans une classification, *l'idiotie morale* doit occuper une rubrique spéciale, mais en réalité il est bien rare qu'elle s'observe à l'état de pureté et indépendamment de la débilité mentale et du déséquilibre.

Aucune statistique ne nous renseigne sur la fréquence de l'idiotie morale dans l'armée, mais s'il était donné à un aliéniste d'examiner les militaires des prisons, pénitenciers et corps d'épreuve, il découvrirait assurément un certain nombre de sujets chez lesquels l'inconscience de toute idée morale, l'anesthésie pour tout sentiment élevé, la perversion des instincts, atteignent un tel degré que ces individus méritent la désignation très expressive d'idiots moraux. (Arnaud.)

Nous ne voulons pas, à l'heure actuelle, reprendre la discussion, jusqu'ici stérile, de la responsabilité de ces délinquants. Ce qui importe, en fait, lorsque le déséquilibre et l'amoralité atteignent un certain degré, c'est d'éliminer du milieu social des déchets incapables de s'y adapter. Les moyens actuellement utilisés dans ce but sont assurément fort grossiers et souvent maladroits, mais ce sont indiscutablement des moyens de protection. On ne peut espérer obtenir que lentement les mesures législatives de protection, ou si l'on veut d'assistance, nécessaires pour sauvegarder les intérêts de la communauté, tout en essayant le relèvement d'individus atteints de tares souvent indélébiles. Mais on est en droit, dès maintenant, d'exiger que, par une sélection soigneuse, soient groupés ensemble les sujets appartenant aux mêmes catégories; il faudrait que ne se trouvent plus réunis dans le même cadre, de simples débiles incapables de saisir les nuances des réglementations nécessaires, des aliénés véritables, atteints de psychoses diverses, et ces idiots moraux dont nous parlons actuellement.

L'influence de ces derniers est d'autant plus redoutable sur leurs voisins et codétenus, que parfois l'intégrité de leurs facultés syllogistiques leur donne une supériorité réelle sur leur entourage.

Nous n'avons pas observé à Charenton de sujets atteints d'idiotie morale profonde ; l'observation que nous allons rapporter est celle d'un débile intellectuel amoral, mais non pervers. La lecture de ce cas fera sentir combien de tels sujets se trouvent à la frontière de la folie et de la raison et quelle tâche difficile est réservée aux tribunaux militaires et aux commissions de réforme.

OBSERVATION 6. — Di... est le fils naturel d'un alcoolique condamné comme incendiaire à sept ans de prison, il ne sait ni lire ni écrire. Sa mère l'a élevé « comme elle a pu » ; il n'avait pas, nous dit-elle, « une mauvaise nature », mais il était sujet à des « coups de tête » : sans motif il fuyait l'école, plus tard il quittait ses patrons au moment où l'on avait le plus besoin de lui ; enfin, à 16 ans, il s'embarque comme mousse pour voir du pays.

Après quelques mois de navigation, au cours desquels il fut malheureux, Di... rentre chez sa mère, se remet au travail des champs, mais bientôt il éprouve à nouveau le besoin de voyager et, toujours pour voir du pays, s'engage dans l'infanterie de marine. Après quelques mois de présence, le service militaire lui déplaît et dès lors il s'ingénie à attirer l'attention sur lui : tantôt il déclare qu'il ne peut plus marcher et se laisse tomber sur la route, tantôt quand on ordonne un mouvement il en exécute un autre et est très amusé de la colère de ses camarades obligés de recommencer avec lui la manœuvre ; à d'autres moments il fait des tentatives simulées de suicide.

Pendant quelques semaines, Di... se conduit ainsi d'une manière désordonnée ; ses chefs se rendent compte alors de l'existence d'un état anormal de l'intelligence et l'envoient à l'hôpital. Là, Di... continue à se comporter de la même manière, il se montre arrogant, autoritaire, se plaint de la nourriture et de la conduite de chacun, comme si c'était son droit de commander. Au moment de la visite il fait une tentative de suicide « pour embêter le major » et « faire punir l'infirmier », puis à la suite, comme elle a failli réussir, il a un accès de fureur. Il est alors transféré à Charenton.

Pendant son séjour dans notre service, Di... ne présente aucune idée délirante, il déclare qu'il s'est mal conduit au régiment parce qu'on ne voulait pas le laisser rentrer chez lui. Il regrette maintenant d'être interné car l'évasion lui semble plus difficile qu'à l'hôpital et parce que sa mère va avoir de la peine.

Il est inutile d'expliquer à Di... sa situation, il ne la comprend pas ; son raisonnement ne va pas au delà de propos de ce genre : « Je m'embêtais au régiment, pourquoi ne me laissait-on pas partir ? » ; « J'ai toujours fait à ma tête et je continuerai. » L'exposé de la gravité de sa conduite et des conséquences qu'elle peut entraîner le fait rire : « Tout cela c'est des histoires bien compliquées... Quand il ne se plaisait pas chez un patron... il allait chez un autre et voilà..., il continuera à faire de même. »

En somme, Di... est un *minus habens*, voisin de l'imbécillité ; il n'a, autant du fait de son éducation que de sa constitution cérébrale, aucune notion de l'idée de devoir et d'obligation morale ; sa pauvreté d'esprit le rend inaccessible à tout raisonnement et l'empêche de se représenter les conséquences de ses actes. On ne peut dire que Di... soit pervers, il est amoral ; il se laisse guider par ses besoins et ses idées rudimentaires sans qu'aucune considération puisse l'en empêcher pour la bonne raison qu'il ne délibère jamais. La répression ne saurait avoir de prise sur une intelligence aussi rudimentaire. Di... est évidemment impropre à tout service militaire, car il est incapable de s'adapter à une situation nouvelle et de comprendre l'existence d'une autorité : *c'est un débile intellectuel et un idiot moral.*

En utilisant le seul sentiment que Di... connut, son affection pour sa mère, et en nous l'attachant par de bonnes paroles et des gourmandises, nous arrivâmes assez rapidement à calmer son irritabilité à laquelle des excès alcooliques n'étaient pas étrangers ; bientôt en exagérant l'importance des services qu'il pouvait rendre on le décida à s'occuper. Il fut mis en liberté six mois plus tard ; depuis il a dû reprendre sa vie vagabonde de débile instable et il continuera ainsi jusqu'au jour où son inconscience morale et sa faiblesse d'esprit provoqueront des réactions antisociales qui, suivant leur nature, l'amèneront de nouveau à l'asile ou en prison.

Ayant étudié ce chapitre important des états de faiblesse psychique *par arrêt de développement,* nous allons décrire les affections non moins intéressantes, dans le milieu militaire, qui se caractérisent essentiellement par un amoindrissement *acquis* des facultés intellectuelles.

CHAPITRE TROISIÈME

Les démences et notamment la démence post-traumatique, les
accidents psychiques consécutifs aux traumatismes (Observations 7, 8, 9 et 10). — La paralysie générale, sa fréquence
chez les militaires, ses causes : résultats de notre statistique
de Charenton et de notre pratique personnelle (Observations 11,
12, 13, 14, 15 et 16).

Démence sénile. Démences organiques

L'étude de la *démence sénile* et des *démences
organiques* n'aura pas lieu de nous arrêter. Sous
le nom de démence organique, on range tous les
cas d'affaiblissement intellectuel secondaire à des
altérations grossières du cerveau par hémorragie,
ramollissement, lésions spécifiques, tumeurs, etc.
Comme la démence sénile, les démences organiques
ne s'observent guère chez les militaires, en raison
des conditions d'âge qui les déterminent.

Il n'en était pas ainsi autrefois, ces affections
semblent avoir été très répandues chez « les invalides » et l'hôpital militaire du même nom envoyait
à Charenton, avant 1870, de très nombreux vieil-

lards atteints de troubles psychopathiques plus ou moins aigus et développés sur un fond démentiel en rapport avec la sénilité ou des lésions circonscrites du cerveau. Les documents nous manquent pour déterminer si la fréquence de ces troubles en rapport avec la sénilité était plus grande dans cet hospice militaire que dans les hospices analogues recueillant des civils. Encore une fois, pourtant, nous avons été très frappés de la fréquence relative des invalides aliénés et déments séniles dans les statistiques anciennes de Charenton. Depuis 1904 nous n'avons eu l'occasion d'observer qu'un cas de démence organique avec aphasie chez un ancien capitaine retraité.

Démence post-traumatique

Les traumatismes craniens, particulièrement ceux qui sont consécutifs à des accidents de cheval, s'observent avec une telle fréquence chez les militaires, qu'ils constituent une véritable maladie professionnelle. Il ne nous est pas possible de déterminer dans quelle proportion ces accidents entraînent des troubles cérébraux ; les statistiques en effet ne nous renseignent pas, car elles ne peuvent indiquer pour quelle part entre le désordre des facultés dans les mesures d'hospitalisation ou de radiation prises à la suite des traumatismes. Il est vraisemblable que la proportion des cas où s'observent des troubles mentaux est plus forte qu'on ne serait porté à le croire tout d'abord, car il faut tenir compte des faits nombreux où les conséquences du traumatisme, tout en étant appréciables à la suite d'une enquête psychologique, ne mettent pas un obstacle absolu à l'accomplissement des obligations professionnelles.

Comme médecins d'asiles, il ne nous est donné de rencontrer que les cas les plus graves. Les accidents psychiques consécutifs aux traumatismes doivent être classés dans quatre catégories.

*
* *

1) A la première catégorie appartiennent les faits décrits sous le nom de *hystéro-neurasthénie traumatique*. Ce serait sortir du cadre que nous nous sommes tracé que de nous étendre sur cette question qui appartient à l'étude des névroses. Nous ne pourrions d'ailleurs apporter aucune contribution personnelle, car la névrose traumatique n'amène pas les malades à l'asile, à moins qu'il ne s'y surajoute du délire. Cette complication n'est certes pas exceptionnnelle, mais il ne nous a pas été donné de l'observer chez nos militaires.

*
* *

2) Quand on se renseigne sur les antécédents d'un aliéné, fréquemment l'entourage invoque un traumatisme cranien comme facteur étiologique des

troubles mentaux. Le plus souvent, il n'est pas possible d'admettre l'existence de cette relation de cause à effet : tantôt, et c'est là une raison péremptoire, le sujet est atteint d'une maladie mentale où généralement les traumatismes ne jouent aucun rôle, tantôt il s'est écoulé entre l'accident et les troubles psychiques un temps très long, pendant lequel la santé a été parfaite, tantôt enfin, l'événement est manifestement dénaturé dans le but de faire considérer la maladie cérébrale comme une conséquence du service et en tirer avantage.

Nous ne nions pas qu'un traumatisme cranien puisse favoriser l'éclosion d'une maladie mentale quelconque, même à une très longue échéance, ou même quand il a été bénin en apparence ; mais dans ces conditions, l'influence étiologique est d'ordre imprécis et banal et si, *au point de vue médico-légal*, on doit retenir la notion d'un traumatisme antérieur, *au point de vue scientifique*, il est impossible d'en déterminer la valeur pathogénique. Nous aurons à revenir sur cette distinction.

*
* *

3) A côté des maladies mentales où le rôle des traumatismes est nul ou se réduit à celui de facteur vague, scientifiquement inappréciable, il en est d'autres, dans les antécédents desquelles les traumatismes se comptent si fréquemment qu'on

est obligé d'admettre l'existence d'une relation étiologique entre les deux faits.

Comment s'exerce l'action morbifique ? Nous l'ignorons encore, mais nous sommes en droit de dire qu'elle s'exerce sur un terrain prédisposé. Si la prédisposition, si l'*aptitude morbide*, comme disait notre maître Joffroy, est la condition nécessaire, le traumatisme n'en est pas moins le facteur déterminant sans lequel l'intégrité organique n'aurait pas été troublée.

L'épilepsie et la paralysie générale sont les deux affections qui appartiennent à la catégorie qui nous occupe actuellement.

a) En disant que l'épilepsie peut tirer son origine d'un traumatisme cérébral, nous ne faisons pas allusion aux cas dont nous aurons à nous occuper dans un instant, où les accidents convulsifs dépendent de lésions évidentes du tissu nerveux, des cas où il y a eu désorganisation matérielle grossière du tissu nerveux ou de ses enveloppes ; pour le moment, nous ne parlons que de l'épilepsie dite essentielle, dont parfois les premières manifestations surviennent et, dès lors, continuent de se manifester à la suite d'accidents traumatiques. La violence a eu, dans ces cas, une action en tout point comparable à celle de l'alcoolisme chronique dans d'autres circonstances : de même que tous les buveurs, de même tous les traumatisés ne deviennent pas épileptiques ;

seuls font de l'épilepsie ceux qui étaient doués
« d'une aptitude convulsivante ».

N'est-on pas obligé d'admettre d'un côté la nécessité d'une prédisposition, d'un autre côté la nécessité d'une intervention extérieure surajoutée, lorsque nous voyons, comme dans l'observation ci-dessous, un sujet indemne de tout accident comitial jusqu'à 25 ans, présenter sa première crise épileptique après un accident dont les suites ont été assez peu graves pour qu'on puisse affirmer qu'il n'y a pas eu de désorganisation grossière du cerveau et de ses enveloppes ? Evidemment, dans ce cas, l'accident qui aurait été inoffensif chez un autre, a déterminé chez ce prédisposé, l'état morbide latent. Les observations analogues à celles-ci sont fort nombreuses.

OBSERVATION 7. — Sta..., né en 1860, n'avait jamais été malade dans son enfance ; il a deux sœurs bien portantes et il n'existe aucun antécédent névropathique dans sa famille.

A l'âge de 25 ans, étant sous-officier d'artillerie de marine, une pièce d'artifice éclate auprès de lui, il est renversé par l'explosion et perd connaissance ; on le transporte à l'hôpital où l'on constate qu'il a des blessures à la tête sans gravité et sans signes de fracture du crâne. Après quelques jours de traitement il rentre à son corps, mais comme il a la tête sensible, on le dispense de porter le shako. Quatre mois après l'accident se produit, sans motif apparent, la première attaque d'épilepsie, et depuis les crises se répètent. Sta... est alors réformé et on lui accorde une pension.

En 1892, les crises épileptiques qui n'ont pas cessé

sont suivies parfois de troubles délirants à l'occasion desquels le malade est interné.

Depuis 1905 nous observons le malade à Charenton : il a trois ou quatre fois par mois des crises convulsives se manifestant par tout le cortège symptomatique classique de la grande crise d'épilepsie essentielle ; au cours d'un accès, il s'est fait une fracture du bras ; à deux reprises, depuis 1885, il a été en état de mal ; les crises sont suivies souvent d'un état confusionnel avec hallucinations. De notre observation nous extrayons les notes suivantes pour en donner un exemple :

21 mars 1909. Sta... a eu, à 8 heures du soir, une crise épileptique typique d'une durée de trois minutes environ. Après s'être relevé, il s'est mis à caresser son lit comme on caresse un cheval ; il le flattait, l'encourageait à marcher, en même temps il siffle l'air de *Madame Angot* puis fredonne *Au clair de la lune.* Tout souriant, il se déshabille, se couche et s'endort. Le lendemain, amnésie totale.

L'intelligence de Sta... n'est pas notablement amoindrie, mais il présente toutes les particularités du caractère épileptique : il est à la fois obséquieux et violent, serviable et très irritable, bienveillant mais jaloux, il prend facilement en grippe telle ou telle personne de son entourage et a parfois des réactions violentes.

b) La paralysie générale est la seconde maladie cérébrale où le traumatisme peut devenir, comme pour l'épilepsie, le facteur déterminant d'une prédisposition qui, sans lui, aurait pu ne pas se manifester. En raison de l'importance de la paralysie générale dans la morbidité mentale de l'armée, nous croyons devoir réserver cette question jusqu'au moment où nous aborderons l'étude générale de cette maladie.

*
* *

4) Comme nous venons de le voir, dans l'épilepsie et la paralysie générale, l'influence pathogénique du traumatisme est pour ainsi dire indirecte et s'exerce à la faveur d'une prédisposition ; dans d'autres circonstances, l'action vulnérante produit des troubles qui sont à la fois d'*origine* et de *nature* traumatique. Pour la commodité de la description, on peut diviser ces troubles en deux variétés, suivant qu'ils sont immédiatement consécutifs à l'accident ou suivant qu'ils en sont une conséquence éloignée.

a) Les troubles cérébraux immédiatement consécutifs aux traumatismes craniens sont bien connus des chirurgiens ; ils dépendent de la commotion cérébrale, des déchirures et des pertes de substance nerveuse, des hémorrhagies, des hématomes. Ces accidents primaires se traduisent au point de vue psychique tout d'abord par de la confusion mentale dont le degré varie de la simple obnubilation intellectuelle à la stupeur complète. Quand le blessé échappe à la méningo-encéphalite aiguë qui résulte d'une infection ascendante à la faveur d'une fracture du crâne, l'obnubilation intellectuelle se dissipe plus ou moins vite et l'on constate alors les troubles de la mémoire si curieux chez les traumatisés.

L'amnésie traumatique porte en général à la fois sur les événements contemporains de l'accident et sur ceux qui lui sont immédiatement antérieurs et consécutifs. Ces troubles mnésiques, très variables suivant les sujets, et dont l'importance n'est pas toujours en rapport avec la gravité du traumatisme, ont été bien définis par les médecins et les psychologues soucieux d'étudier la fonction de la mémoire. On en trouvera la description dans les ouvrages remarquables de Ribot et de Sollier.

L'amnésie traumatique est le plus souvent rétro-antérograde. L'amnésie rétrograde peut remonter fort loin dans le passé du traumatisé qui a oublié ainsi les événements qui ont eu lieu des mois et des années avant l'accident. De même l'amnésie antérograde, sous forme d'amnésie continue, empêche parfois pendant fort longtemps après l'accident la fixation des perceptions au fur et à mesure qu'elles se produisent. Habituellement, l'amnésie rétro-antérograde se limite à une courte période, véritable trou dans le champ de la conscience ; avec le temps les limites de cette lacune de la mémoire, par une marche centripète, se rapprochent de plus en plus des faits contemporains de l'accident. Mais le réveil des images mnésiques ne se fait en général que jusqu'à une certaine limite et il reste toute une période de laquelle aucun souvenir n'est gardé. Souvent les anciens traumatisés conservent pendant fort longtemps un certain degré d'amnésie de fixation, si bien que quelques-uns des propos entendus, quelques-uns des événements auxquels ils ont été mêlés ne laissent aucune trace dans leur souvenir.

Les troubles psychiques immédiatement consécutifs aux traumatismes se ramènent essentiellement à ceux que nous venons d'indiquer, l'obnubilation intellectuelle et l'amnésie rétro-antérograde. Lorsque des lésions cérébrales en foyers par pertes de substance, déchirures, hémorrhagies, hématomes, etc., compliquent la commotion, des symptômes nouveaux se surajoutent en rapport avec l'extension et la localisation anatomique de ces lésions : ce sont des symptômes ou bien de déficit (paralysies, aphasies) ou bien d'irritation corticale (épilepsie, convulsions).

Les accidents primaires des traumatismes tombent assez rarement sous l'observation des aliénistes, car la confusion et l'amnésie sont de durée assez courte habituellement et entraînent rarement des réactions nécessitant l'internement.

Mais il est des cas où ces troubles cérébraux deviennent chroniques et l'on a affaire à la démence traumatique dont nous allons nous occuper.

Auparavant, nous tenons à rapporter une courte observation où l'on voit coexister à la fois les accidents primaires d'un traumatisme et un délire en rapport avec une intoxication ancienne. Comme il arrive souvent, deux facteurs morbides, traumatismes et alcool, ont exercé une action étiologique simultanée et cumulative pour former un tableau clinique complexe.

OBSERVATION 8. — Co..., lieutenant de chasseurs, 29 ans. Son père, à la suite d'une chute de cheval, a eu un délire furieux au cours duquel la mort survint après une quinzaine de jours.

Dans les antécédents personnels de ce malade, nous notons des fièvres paludéennes contractées en Afrique et des excès alcooliques habituels.

Alors qu'il montait en course le 14 mai, il est désarçonné et traîné le pied pris dans l'étrier. Pendant quatre jours il est sans connaissance et reste ensuite quinze jours très abattu, parlant peu, cherchant ses mots et gâtant au lit.

A ce moment, Co... ne reconnaissait personne, pas même sa sœur, et tenait des propos incohérents sans rapports avec les questions qu'on lui posait. Le 5 juin il quitte le lit pour se rendre au Val-de-Grâce, mais il s'agite dans le trajet au point qu'on doit le camisoler. Dans cet hôpital, il présente toute les nuits un délire hallucinatoire des plus pénibles, il voit des animaux qui apparaissent et disparaissent, des bandes de voleurs qui pénètrent dans sa chambre, lui dérobent des objets et l'accablent d'injures et parfois de coups, il sent l'odeur de matières fécales que des apaches lui lancent, etc. L'agitation qu'entraîne ce délire est telle que le malade est envoyé à Charenton le 21 juin.

A peine arrivé dans le service, le malade se calme, les hallucinations nocturnes disparaissent et on peut procéder à un examen systématique. On constate alors un affaiblissement très manifeste de la mémoire. Les événements anciens sont conservés, mais Co... est obligé de faire des efforts pour se remémorer les faits les plus importants de son existence (entrée à Saint-

Cyr, date de naissance, noms de ses chefs et garnisons, etc.).

Les incidents immédiatement antérieurs à l'accident (la veille et l'avant-veille), ceux qui sont contemporains et ceux qui sont consécutifs ont complètement disparu de sa mémoire. Par contre, Co... se souvient de son entrée au Val-de-Grâce et il a gardé le souvenir de son délire hallucinatoire. Le thème de ce délire est accepté, Co... croit à la réalité de toutes les scènes qu'il a vues et de toutes les persécutions qu'il a subies.

Cette croyance à la réalité de l'ancien délire persistera jusqu'à la fin du séjour à Charenton et, au moment de la sortie, nous avons l'impression que c'est par pure concession que le lieutenant déclare ne plus y ajouter foi.

Durant les mois de juin et juillet, Co... présente une amnésie continue parcellaire ; certains faits parmi ceux qui se produisent journellement sont complètement oubliés et des expériences rudimentaires mettent très facilement cette amnésie en évidence : si, par exemple, on fait lire le matin au lieutenant un article de journal susceptible de l'intéresser, il arrive que, le soir, il ait perdu totalement le souvenir de sa lecture et même qu'il prétende n'avoir rien lu.

Dans les premiers jours d'août, le malade est renvoyé dans sa famille. A ce moment l'amnésie continue parcellaire persiste, mais atténuée, et la lacune en rapport avec les événements de l'accident subsiste. De plus l'activité cérébrale de Co... est réduite et ses capacités intellectuelles apparaissent comme notablement amoindries. Bien qu'il n'existe à ce moment aucun signe physique appréciable d'une lésion organique du cerveau, nous croyons que le pronostic lointain est inquiétant et qu'il faut craindre l'éventualité de complications cérébrales dans l'avenir.

b) Lorsqu'à la suite d'un traumatisme cranien grave, le sujet n'est pas emporté rapidement par une méningo-encéphalite aiguë, complication fréquente des fractures du crâne, la guérison se produit plus ou moins vite, laissant simplement une lacune limitée et systématisée dans la mémoire. C'est là du moins l'évolution la plus habituelle et la plus favorable.

Dans quelques cas, lorsque les lésions primaires (pertes de substance, hémorrhagies, etc.), ont été suffisamment étendues ou profondes, la guérison ne peut se produire et, de l'obnubilation simple des facultés, le malade passe insensiblement à la démence.

L'affaiblissement intellectuel se présente sous des aspects cliniques très variables, en rapport avec la gravité, l'étendue et la localisation des lésions de méningo-encéphalite traumatique.

A un premier degré, après la disparition des accidents primaires du traumatisme, on relève un amoindrissement de la capacité intellectuelle, une sorte de débilité mentale acquise, qui place l'individu à un niveau intellectuel inférieur à celui qu'il occupait auparavant. L'ancien traumatisé, tout en étant capable de satisfaire à ses obligations professionnelles, est un amoindri, un déchu ; il est dans un état psychique comparable à celui que provoquent parfois certaines infections graves, comme la fièvre typhoïde.

Dans d'autres circonstances, les troubles intellectuels sont plus graves : le plus souvent alors le traumatisme a entraîné des paralysies et des crises épileptiformes en rapport avec des foyers circonscrits de méningo-encéphalite.

L'évolution des accidents est en général la suivante : après l'accident, le malade présente des symptômes sous la dépendance de la commotion du cerveau (obnubilation, paralysies, convulsions) ; au bout de quelques semaines l'état s'améliore, le malade redevient conscient, mais conserve des troubles symptomatiques de lésions en foyers (paralysies, convulsions) ; ceux-ci continuent de se manifester pendant des mois et des années, mais peu à peu on constate que le niveau intellectuel, dès le début amoindri, diminue de plus en plus et aboutit à une véritable démence ; des épisodes délirants se greffent souvent sur cet état démentiel à la faveur d'une prédisposition héréditaire, ou à la faveur d'infections ou d'intoxications surajoutées.

L'observation suivante est un exemple de cette variété d'affaiblissement psychique traumatique.

OBSERVATION 9. — Ven..., officier d'administration, à l'âge de 41 ans, en 1885, est, au cours de grandes manœuvres, précipité d'une voiture qui lui passe ensuite sur le corps. Quand on le relève, sans connaissance, on constate qu'il a dans la région frontale droite une plaie étendue du cuir chevelu. Conduit à l'hôpital, il reste dans le coma pendant douze heures et, à son réveil, il présente une hémiplégie gauche.

Après trois mois de traitement, le malade est assez amélioré, tout en conservant un certain degré de contracture du membre supérieur gauche, pour reprendre son service et partir au Tonkin.

Dans le cours de l'année 1886, Ven... commence à présenter des troubles cérébraux caractérisés par des états d'obnubilation intellectuelle survenant brusquement et à la suite desquels il se livre aux actes les plus étranges : un jour, étant sous l'influence de cet état morbide, il se livre à des gestes d'exhibition et fait à son ordonnance des propositions obscènes qui motivent l'intervention de ses chefs. Mis en observation à l'hôpital, Ven... a sa première crise d'épilepsie jacksonienne et manifeste ensuite des idées de persécution si actives qu'il est rapatrié.

Au cours de son congé et sous l'influence d'idées délirantes, Ven... donne sa démission ; il s'imagine qu'une cabale d'intendants militaires cherche à le déshonorer et il veut être libre pour pouvoir se défendre. Cependant les crises d'épilepsie se répètent et sont suivies de troubles mentaux qui prennent un tel développement que l'internement à Charenton se trouve une première fois nécessaire. Après quelques semaines, le malade semble s'améliorer, les crises convulsives s'espacent et les délires cessent de se produire. Remis en liberté, Ven... devient secrétaire d'un homme politique, mais, au cours d'une campagne électorale, sous l'influence de la fatigue, les crises redeviennent plus fréquentes ; on constate en même temps que son activité intellectuelle diminue et bientôt il doit se reposer.

En compensation de ses anciens services, le malade obtient une petite recette buraliste que, désormais, il va gérer lui-même pendant plusieurs années, bien que son intelligence s'affaiblisse peu à peu. A ce moment, les crises épileptiques se produisent assez régulièrement une ou deux fois par mois. En 1906, à la suite d'une série d'attaques, Ven... manifeste à nouveau des idées de persécution actives vis-à-vis des personnes de son entourage ; il se livre à des menaces telles et présente un si grand désordre dans ses actes qu'il est arrêté et interné d'office. Il entre alors pour la deuxième fois à Charenton où nous pouvons l'observer.

Ven... présente sur la partie supérieure et latérale de la région frontale une grande cicatrice en V au niveau de laquelle on croit sentir une dépression. Le membre supérieur gauche, dont la force musculaire est notablement diminuée, est contracturé en flexion. Plusieurs fois par semaine, le malade a des ictus épileptiques : tantôt sous la forme du simple vertige avec chute, tantôt sous celle de la grande crise convulsive ; il tombe toujours du même côté et parfois se blesse profondément les parties molles. A la suite des crises, pendant quelques heures, le malade présente un délire confus avec parfois des hallucinations. Dans l'intervalle, l'intelligence se montre très diminuée et des idées de persécution et de grandeur sont communément émises.

En raison de la fréquence des crises et de la persistance des idées délirantes, l'internement permanent devient nécessaire, le niveau intellectuel baisse d'ailleurs de plus en plus, et actuellement (1909) Ven... est entré d'une manière définitive dans la démence.

Dans une dernière catégorie de faits, la démence apparaît beaucoup plus vite après le traumatisme que dans les cas ci-dessus. Elle se manifeste par des troubles qui, nonobstant l'existence possible de lésions en foyers, dénotent une atteinte à la fois diffuse et superficielle du cerveau et cela à tel point que la symptomatologie de la paralysie générale se trouve réalisée. Cette troisième catégorie constitue ce que l'on a décrit sous le nom de *pseudo-para-lysie générale traumatique.*

Immédiatement après la disparition des accidents primaires, on voit que l'intelligence du malade est profondément affaiblie et que son caractère, ses sentiments, sa personnalité enfin ont subi une transformation complète. Souvent éclate un état maniaque accompagné ou non d'un délire expansif én tout point semblable à celui de la paralysie générale. Parfois enfin des signes physiques, indices de l'atteinte des zones motrices, tels que tremblements, embarras de la parole, altérations pupillaires, complètent l'analogie.

Ce complexus symptomatique ne mérite pas le nom de paralysie générale, car son évolution est toute différente. En effet, après quelques mois, on voit tous les symptômes cesser de progresser, où même regresser jusqu'à un certain état d'amélioration où la maladie s'immobilise.

L'aspect clinique de ces malades est alors celui de tous les déments organiques et en particulier celui des déments alcooliques qui, eux aussi parfois, ont réalisé le tableau de la pseudo-paralysie générale.

Les sujets qui ont été victimes d'un traumatisme cranien grave, que celui-ci se soit manifesté par des symptômes de lésions en foyers ou par ceux des lésions diffuses, restent sous la menace du réveil du processus aigu de la méningo-encéphalite qui peut les emporter très rapidement, comme on le verra dans l'observation que nous allons reproduire.

OBSERVATION 10. — Le commandant Ca..., quatre ans environ avant son placement à Charenton, fut victime, au cours des grandes manœuvres, d'une grave chute de cheval. Tombé sur le côté gauche de la tête, il est ramené chez lui sans connaissance, avec un écoulement de sang par l'oreille. Il reste trois jours dans le coma ; quand il sort de cet état, on constate qu'il ne peut parler et qu'en outre, sa conscience est profondément obnubilée ; en même temps il devient gâteux, impotent, avec une parésie droite et une ophtalmoplégie externe. Après trois mois de séjour au lit, les paralysies disparaissent ainsi que l'aphasie ; la lucidité devient complète, mais il persiste un certain degré d'excitation psychique qui se traduit par de la logorrhée, une irritabilité de l'humeur véritablement morbide et des tendances aux idées de persécution.

Malgré ces troubles cérébraux, Ca... reste au milieu des siens, très amoindri relativement à son état antérieur, incapable de reprendre son service, mais susceptible de partager la vie de famille et de participer aux obligations qu'elle entraîne.

Quatre ans environ après l'accident, en quelques jours la logorrhée augmente de plus en plus et devient extrêmement fatigante pour l'entourage ; puis brusquement le malade a un petit ictus, sans perdre complètement conscience, le malaise dure quelques minutes pendant lesquelles l'aphasie est complète. Ces attaques se répètent dès lors plusieurs fois par jour, accompagnées de parésie droite. En même temps et dans l'intervalle des ictus, l'excitation motrice va en augmentant et se transforme peu à peu en véritable état maniaque, au cours duquel sont exprimées des idées de grandeur et de persécution. L'agitation devient telle que l'internement s'impose.

Au moment où nous examinons le malade, nous constatons : une intégrité relative de la mémoire et de l'orientation avec conscience de l'état morbide, l'existence des idées délirantes qui nous ont été signalées et enfin une exaltation extrême se traduisant par une logorrhée intarissable, de l'irritabilité de l'humeur et une émotivité très exagérée. Au cours de notre examen, le malade a plusieurs vertiges avec aphasie. Les jours suivants, l'état maniaque va en augmentant, se transforme en fureur et bientôt la symptomatologie du délire aigu se constitue et le malade est emporté après sept jours de présence dans le service. (L'autopsie n'a pu être faite.)

En somme, dans cette observation, nous voyons un accident professionnel, la fracture du crâne, entraîner un état d'affaiblissement intellectuel qui, après quatre ans, aboutit à une poussée d'encéphalite aiguë. Celle-ci, sous la forme du syndrome délire aigu, nécessita le placement du malade dans un asile d'aliénés et provoqua la mort.

Paralysie générale

Dans la morbidité cérébrale de l'armée, la paralysie générale occupe une place toute spéciale en raison de sa fréquence dans une certaine catégorie de militaires : les officiers de carrière. Cette constatation a été faite depuis longtemps par divers auteurs, mais nous pouvons en donner une nouvelle démonstration d'une manière plus frappante, croyons-nous.

Pour connaître le nombre de cas de paralysie

générale dans l'armée, on peut compulser les tableaux de la *Statistique médicale* et nous y renvoyons le lecteur, mais pour se rendre compte de la fréquence de cette maladie relativement aux autres psychoses, il est nécessaire d'avoir recours à une statistique non plus générale, mais particulière et relevée dans un asile d'aliénés. La statistique de l'armée, ainsi que nous l'avons dit, ne distingue pas les diverses maladies mentales motivant le placement à l'hôpital.

Dans notre statistique personnelle, établie sur 1 766 militaires aliénés admis à Charenton, de 1839 à 1908, la paralysie générale représente 44 p. 100 des entrées. C'est là une proportion énorme puisque entrent en ligne de compte tous les militaires internés, c'est-à-dire un grand nombre de jeunes gens qui, par leur âge, se trouvent à l'abri de la paralysie générale.

Le tableau ci-après montre, par période décennale, depuis 1839, la fréquence des entrées pour paralysie générale, relativement aux autres maladies mentales. Ce tableau montre en outre combien cette maladie est plus fréquente chez les officiers que chez les sous-officiers et surtout que chez les simples soldats. Ceci tient en partie, mais non uniquement à l'âge, puisque, aux époques où les soldats de carrière, par conséquent d'un âge propice, étaient encore nombreux, nous retrouvons cette prédilection de la paralysie générale pour les gradés. Depuis 1878, c'est-à-dire depuis la quasi-disparition de l'armée métropolitaine, des vieux soldats de métier, nous n'observons plus de paralysie générale chez les non gradés.

Fréquence relative de la paralysie générale par rapport aux vésanies communes

	Soldats.	Sous-officiers.	Officiers.	Militaires de tous grades.
	p. 100	p. 100	p. 100	p. 100
1839-1848.	21	53	69	45
1849-1858.	22	62	59	40
1859-1868.	29	62	64	47
1869-1878.	20	57	63	42
1879-1888.	néant	40	62	43
1889-1898.	néant	60	65	50
1899-1908.	néant	53	59	43
1839-1908 (moyenne).		56	63	44

Chez les civils qui entrent à Charenton, la paralysie générale compte pour 25 p. 100 des admissions. Nous croyons donc que cette maladie se développe avec une préférence marquée chez les militaires. Cette constatation trouvera son explication dans l'exposé des causes qui favorisent l'éclosion de la paralysie générale.

Les conséquences inhérentes à la vie militaire semblent entrer pour une part dans la fréquence de la paralysie générale. Nous en avons la démonstration en voyant la maladie augmenter aux époques où précisément l'armée se distingue le plus du milieu civil, c'est-à-dire aux époques de guerre et d'expédition.

De 1839 à 1908, à Charenton (moyenne décennale des admissions), 252, dont 112 pour paralysie générale et 139 pour vésanies.

De 1859 à 1868 (période d'activité militaire), à Charenton (moyenne décennale des admissions), 415, dont 198 pour paralysie générale et 217 pour vésanies.

De 1899 à 1908 (période de paix), à Charenton (moyenne décennale des admissions), 150, dont 65 pour paralysie générale et 85 pour vésanies.

En 1871, il y a eu 67 admissions, dont 20 pour paralysie générale et 47 pour vésanies, ce qui, pour dix ans, donnerait les chiffres de 670 admissions, dont 200 pour paralysie générale et 170 pour vésanies.

Mais si les conditions inhérentes au métier des armes expliquent la fréquence générale de la méningo-encéphalite chronique, elles n'expliquent pas sa fréquence relative vis-à-vis des autres maladies mentales. En effet, l'augmentation signalée ci-dessus n'est pas un phénomène particulier à la paralysie générale. Pendant les périodes d'activité militaire, toutes les maladies cérébrales augmentent et cela, semble-t-il, d'une manière sensiblement parallèle. De 1859 à 1868, la paralysie générale représente 47 p. 100 des entrées et de 1839 à 1908, 44 p. 100 ; en présence d'une différence aussi faible, on n'est pas en droit de dire que les guerres provoquent plutôt l'éclosion de la paralysie générale que des vésanies communes.

En résumé, les conséquences de la vie militaire peuvent expliquer en partie le nombre élevé des cas de paralysie générale qui s'y développent, mais non pas la prédominance de cette affection sur les autres maladies mentales.

Tableau de la fréquence des antécédents syphilitiques chez les 36 militaires paralytiques généraux observés par nous de 1905 à 1908.

	Syphilis reconnue.	Syphilis douteuse.	Syphilis non reconnue.	Total.
Soldat (réserviste).	1	»	»	1
Sous-officiers. . .	8	1	3	12
Officiers	19	1	3	23
Total.	28	2	6	36

Actuellement, la plupart des auteurs considèrent que la paralysie générale a pour cause exclusive la syphilis. S'il en était ainsi, l'infection fracastorienne devrait être plus fréquente chez les militaires que chez les civils. Nous n'avons pas de documents qui nous permettent d'affirmer qu'il en est ainsi, mais par contre nous pouvons nous renseigner sur les antécédents de nos paralytiques généraux. Les recherches effectuées dans ce sens nous ont montré que les antécédents spécifiques sont sensiblement égaux chez les paralytiques généraux à quelque milieu qu'ils appartiennent. D'après le tableau ci-dessus, nous obtenons chez les militaires la proportion de 85 p. 100 d'avariés (en comptant les cas

douteux comme positifs) et nous avons eu celle de
88 p. 100 (en comptant également les cas douteux)
dans une statistique englobant tous les cas de paralysie générale de notre service.

Avec notre regretté maître Joffroy, nous croyons
que la syphilis est l'une des causes infectieuses,
mais non la seule, qui, à la faveur d'une prédisposition constitutionnelle, provoque l'éclosion de la
paralysie générale. Nous en voyons la preuve précisément chez les militaires qui sont plus souvent
atteints parce que plus exposés que tous autres aux
intoxications et aux infections. Cela est si vrai que
ce sont les militaires ayant séjourné aux colonies,
là où les intoxications et les infections sont le plus
habituelles, qui deviennent le plus souvent paralytiques généraux.

Sur 36 cas de paralysie générale dans l'armée,
9 (soit 7 p. 100) avaient des antécédents paludéens
Sur ces 9 anciens coloniaux, quelques-uns ont fait
presque toute leur carrière sous des climats mal-
sains et ont été atteints d'intoxications (alcool,
opium) et d'infections coloniales multiples (dysenterie, paludisme, etc.).

L'insolation est un facteur étiologique de la paralysie générale, sinon spécial, du moins plus commun
dans l'armée. Nous l'avons retrouvé, expressément
signalé, 4 fois dans les antécédents de nos 36 paralytiques généraux, soit 11 p. 100.

Il ne faudrait pas confondre avec l'insolation et
le coup de chaleur les ictus du début de la para-

lysie générale et prendre pour une cause de cette maladie ce qui en est un symptôme parfois très précoce. Il suffit d'être averti de la possibilité de cette erreur pour ne pas la commettre : les ictus de la paralysie générale, même au début, s'accompagnent des signes physiques propres à cette affection et ils surviennent dans des circonstances signalétiques de la maladie sous-jacente.

Il nous a été donné d'observer un cas où le coup de chaleur a été le seul facteur étiologique appréciable de la paralysie générale ; nous allons en reproduire les traits principaux empruntés à un travail paru dans *l'Encéphale* (juin 1908).

OBSERVATION 11. — L'histoire pathologique du malade dont nous présentons l'observation remonte à l'année 1898 ; jusqu'alors le lieutenant X..., né en 1865, avait toujours été bien portant et, en particulier, il était indemne de toute intoxication et de la syphilis. Ses affirmations réitérées sur ce point concordent avec les déclarations des médecins militaires qui l'ont traité pendant son passage à l'armée.

« Le 12 septembre 1898, au cours de grandes manœuvres, X... reçoit l'ordre d'aider le médecin-major à rechercher sur le terrain d'action les hommes isolés atteints en assez grand nombre de malaise par suite d'un violent coup de chaleur et par la fatigue résultant de deux longues marches de nuit...

« La température, ce jour-là, avait été exceptionnellement élevée et les accidents causés par la chaleur avaient été fréquents parmi les troupes.

« M. le lieutenant X..., dès qu'il eut accompli sa mission, s'est plaint de fatigue générale et d'un violent mal de tête. Sur le conseil du médecin major, M. Y..., il dut faire des ablutions d'eau froide et se reposer le reste de la journée. Quoique très fatigué, cet officier a néanmoins continué de remplir ses fonctions jusqu'à la fin des manœuvres [1]... »

Jusqu'à ce jour, X..., qui avait à ce moment 33 ans, s'était montré officier vigoureux, sain d'esprit, d'un caractère plein d'entrain. Mais quelques semaines plus tard, dès le mois de novembre, son caractère présente une modification profonde : de gai et enjoué, il devient peu à peu triste et irritable. Son entourage remarque ensuite un affaiblissement de la mémoire, se traduisant par des oublis fréquents dans le service. En même temps on est frappé de troubles lents mais progressifs de l'élocution, de l'hésitation dans la parole, de la difficulté dans l'articulation des mots, parfois telle que le malade se trouvait dans l'impossibilité d'achever une phrase commencée.

Ces modifications du caractère, ces troubles arthrolaliques évoluent très lentement ; X... peut continuer son service.

De 1898 à 1901, à trois reprises, éclate un ictus apoplectiforme avec perte de connaissance de un quart d'heure environ de durée, s'accompagnant d'aphasie transitoire et de phénomènes parétiques légers. A la suite du dernier ictus, en 1901, il est hospitalisé dans un hôpital militaire où il reste deux mois, mais une nouvelle attaque suivie d'un accès d'agitation nécessite son transfert à Charenton (mai 1901).

A ce moment, le lieutenant X... présente un état

---

1. Extrait d'un procès-verbal d'enquête, tenant lieu de certificat d'origine de maladie, signé des officiers du régiment du lieutenant X... et médecin major Y..., qui lui avait donné ses soins.

d'excitation maniaque avec logorrhée, euphorie, amnésie légère, portant surtout sur les faits récents. La langue est animée d'un tremblement fibrillaire ; les pupilles sont inégales ; les réflexes iriens restent conservés, mais la réaction à la lumière est paresseuse ; la sensibilité est intacte ; les réflexes tendineux se montrent normaux ; il n'existe pas de troubles des réservoirs ; la parole est légèrement hésitante, parfois un peu bredouillée.

Rapidement, l'accès d'agitation qui avait succédé à la dernière attaque se dissipe et le malade s'immobilise dans un état d'affaiblissement psychique que nous allons décrire, et qui va durer de 1901 à 1907, sans changements notables.

Le lieutenant X..., placé dans la section des malades paisibles, s'adapte rapidement à ses nouvelles conditions d'existence ; bientôt il contracte une série d'habitudes qui donnent à tous ses actes un cachet stéréotypé : toujours à la même place, il fait tous les jours, aux mêmes heures, les mêmes actes ; il prend, au moment de la visite, les mêmes attitudes et tient les mêmes propos. Dès qu'il voit le médecin, il l'aborde amicalement, étale devant lui son journal d'un geste coutumier et, à haute voix, lui lit immanquablement le pronostic des courses et le bulletin météorologique. Régulièrement plusieurs fois par semaine, il remet un billet où, dans des termes stéréotypés, il réclame un bâton de réglisse en employant chaque fois, pour obtenir satisfaction, la même supercherie enfantine, c'est-à-dire en alléguant l'existence d'un rhume ou du refroidissement de la température. Très amateur de toutes les distractions offertes aux pensionnaires, X... assiste à toutes les promenades et à toutes les fêtes, montrant toujours la même joie enfantine.

La puérilité est d'ailleurs la caractéristique dominante de tous ses actes et de tous ses propos. La forme même de son langage est celle d'un enfant : il affectionne en particulier les formules interrogatives si habituelles vers la septième année : « Monsieur le Docteur ! Savez-vous qui commandait la dixième compagnie ? C'était le capitaine... » « Monsieur le Docteur ! Savez-vous ce que nous avons mangé à midi ? Des côtelettes et des pommes de terre ; c'était bon, allez !... »

Tous les propos du malade sont débités avec une extrême volubilité, sur un ton élevé et avec des intonations également puériles.

D'un enfant, X... a encore la timidité devant les étrangers, et l'effroi pour tout ce dont il ne comprend pas de suite la raison et les motifs : aussi avons-nous eu de très grandes difficultés à l'examiner au point de vue somatique, très souvent même cela nous a été impossible.

Pour cacher ses craintes, pendant le cours de l'examen, il cause avec une très grande rapidité et cherche naïvement à détourner notre attention, en touchant à des sujets étrangers à notre recherche, ou en nous offrant du réglisse ou son journal. De plus en plus inquiet et mal à l'aise à mesure que nous prolongeons nos recherches, il manifeste par ses mouvements, par son impossibilité de rester en place, par son bavardage rapide, le trouble émotionnel ressenti par lui. Revenu dans sa division, à sa place, entouré des personnes et des objets auxquels il est habitué, X... reprend bien vite son calme.

Chez notre malade, l'attention spontanée est normale, mais l'attention volontaire s'exerce défectueusement : alors même qu'il se souvient parfaitement de sa table de Pythagore, il ne peut sans erreurs faire une multiplication (4839 × 67). Les fautes commises ou plutôt la façon dont elles sont commises dénotent l'insuffisance de l'attention, l'étourderie et la précipitation ; cette multiplication, en effet, est résolue en trente secondes.

Ce trouble de l'attention, cette difficulté à la fixer un temps suffisant sur le même objet, se montre bien encore dans les propos du malade. Une fois la conversation engagée sur un sujet, X... ne peut s'y tenir ; par des associations d'idées centrifuges il s'éloigne de plus en plus du point de départ, ressemblant en cela aux excités maniaques dont il n'a d'ailleurs ni l'irritabilité, ni la malveillance, ni l'instabilité motrice, ni le besoin d'activité, ni l'éréthisme psychique d'une manière générale.

Une seconde particularité nettement apparente au cours de nos entretiens avec X... est le développement singulier de sa mémoire sur certains points. Ses discours sont remplis de détails insignifiants, mais exposés avec une telle précision qu'on a l'impression de leur véracité. Par exemple, il raconte qu'à telle époque, monté sur un cheval de telle robe, fils de tel étalon et de telle jument, il a fait une promenade avec des camarades qu'il désigne et dans des endroits et au milieu de circonstances qu'il précise. Toutes les fois qu'il nous a été possible de contrôler ces souvenirs si précis, nous en avons reconnu l'exactitude. Ainsi, à sept ans de distance, X... énumère, avec leurs grades, qualités et fonctions, les divers officiers qui composaient le conseil d'enquête devant lequel il est passé, en donnant exactement la date, le jour et l'heure. Très amateur de courses, il connaît par leurs noms les gagnants des grandes épreuves, plusieurs années en arrière, et même il sait ce qu'a rapporté leur victoire.

Cette hypermnésie porte sur les souvenirs auditifs et visuels : le malade se remémore la scène vécue, non seulement avec la forme et la couleur des personnes et des choses, mais il reproduit les paroles prononcées dans la circonstance.

La persistance des souvenirs semble surtout vive pour les événements de sa vie militaire : il sait encore les divers manuels et théories du soldat, et les récite sans faute à la façon de l'enfant qui débite la leçon apprise la veille. Les acquisitions faites au collège sont moins bien conservées et parcellaires.

En somme, l'hypermnésie n'est pas globale, mais limitée à certains souvenirs relatifs à quelques-uns des événements, d'ailleurs peu importants, auxquels il a été mêlé, ou bien à quelques-uns des sujets auxquels il s'est toujours intéressé particulièrement. Contrastant avec cette hypermnésie, nous notons l'oubli de faits récents ou anciens de catégories diverses ; cette amnésie n'est pas systématisée, elle échappe à toute règle ainsi que cela se passe habituellement dans la paralysie générale.

Les sentiments sont bien conservés chez notre malade ; il écrit régulièrement des lettres enfantines à ses parents, où tout en leur demandant des friandises, il leur manifeste son affection.

La tenue de X... est correcte ; sa politesse, sa façon de se tenir à table, au salon, sont celles d'un homme de son milieu. Il a gardé le sentiment patriotique et l'esprit de corps ; il recherche toujours la compagnie des officiers.

Depuis son placement à Charenton, le lieutenant X... n'a pas émis d'idées délirantes ; il manifeste seulement une certaine satisfaction de sa force physique, de sa santé, de son habileté comme cavalier et il nous fait admirer ses jambes. A cette euphorie se réduit en somme son activité délirante.

En résumé, l'état intellectuel de notre malade est caractérisé par un léger degré d'excitation psychique sur un fond démentiel : aux phénomènes d'excitation se rattachent l'euphorie, l'hypermnésie parcellaire, l'instabilité de l'attention ; aux symptômes de déficit appartiennent les stéréotypies, l'amnésie diffuse, la

puérilité des conceptions et des réactions, le rétrécisse-
ment du champ de l'activité psychique.

Depuis le début de l'internement, les signes physiques ne se sont pas modifiés. Les réflexes tendineux
sont normaux, la sensibilité est intacte. La parole, très
rapide, ainsi que nous l'avons dit, est souvent mal
articulée comme quand le débit est trop précipité ; parfois, mais rarement, on remarque un accroc, en même
temps qu'une légère trémulation se dessine sous la
peau de la face. L'écriture est vilaine, mais on n'y
relève ni troubles psychographiques ni troubles calligraphiques. Du côté des yeux, nous notons l'inégalité
des pupilles, des déformations, l'abolition de la réaction
à la lumière avec conservation de la réaction à l'accom-
modation.

De 1901 à 1906, deux ou trois fois par an, le lieutenant a eu des attaques congestives de forme vertigi-
neuse : brusquement il devient pâle, est obligé de
s'asseoir, ne peut plus causer, parfois vomit ; mais
rapidement, en quelques minutes, ces troubles se dis-
sipent et le malade ne garde comme trace de cet ictus
qu'un embarras de la parole plus marqué pendant
quelques heures.

Au cours de l'année 1907, ces vertiges devinrent plus
fréquents, se reproduisirent tous les deux mois environ.
Vers le mois d'août 1907, le malade, jusqu'alors très
propre, laisse échapper ses urines pendant la nuit,
d'abord d'une manière irrégulière, puis d'une façon
continue. En dehors de cette incontinence nocturne,
rien n'est changé dans sa tenue, dans ses réactions, ni
dans son état mental.

Le 19 octobre 1907, on constate, le matin, que le
malade a eu une attaque congestive qui a laissé comme
suites une paralysie des muscles du tronc. La mort
survient le 31 octobre.

L'autopsie complète n'a pu être effectuée ; seule

l'exploration de la cavité cranienne a été possible. Le cerveau présente macroscopiquement les lésions de la paralysie générale : atrophie du cerveau, épaississement et opalescence des méninges molles, adhérences. La dure-mère contient dans son épaisseur une plaque ossifiée siégeant sur la ligne médiane au niveau du lobule quadrilatère. Les ventricules latéraux sont dilatés ; il existe des granulations épendymaires que l'on retrouve sur le 4e ventricule.

L'examen histologique par les procédés classiques a permis de constater les lésions histologiques habituelles : épaississement, infiltration et adhérences de la pie-mère. Prolifération de la névroglie. Diminution du nombre des cellules de l'écorce et dégénérescences cellulaires. Infiltration et engainement des vaisseaux par des amas lymphocytaires.

Cette observation est intéresante à divers points de vue, mais nous ne retiendrons ici que les faits relatifs à l'insolation.

Dans les antécédents du lieutenant X..., la syphilis fait défaut ; on pourrait prétendre qu'il s'agit là d'un cas de syphilis méconnue, mais ne serait-ce pas une manière de déformer les faits pour les adapter à la théorie, encore non démontrée, de la nature syphilitique de la paralysie générale ? Rappelons que X... appartenait à l'armée depuis l'âge de dix-huit ans et que depuis les médecins qui l'ont soigné et suivi n'ont jamais constaté le moindre stigmate de syphilis. En outre, il existe un facteur étiologique dont l'intervention est nettement en rapport avec le début des troubles cérébraux ; nous voulons parler du coup de chaleur du 12 septembre 1898. Ce rapport de causalité a frappé tous les médecins et toutes les personnes qui ont observé le malade.

C'est quelques semaines après le coup de chaleur, dont il ne s'était pas remis complètement, que les camarades de X... constatent les modifications de son caractère, et que son médecin le soigne pour des troubles neurasthéniformes qui vont aller en progressant. On pourra nous objecter que le même jour un grand nombre de soldats ont subi le même accident, et que vraisemblablement le lieutenant X.. a été le seul à devenir paralytique général. Mais cette objection ne se retourne-t-elle pas contre nos contradicteurs quand il s'agit d'interpréter les cas où la syphilis existe dans les antécédents des paralytiques généraux ? N'y a-t-il pas un très grand nombre, une très grande majorité même, dirons-nous, de syphilitiques qui ne deviennent pas paralyiques généraux ? Avec le professeur Joffroy, nous dirons que le coup de chaleur, comme la syphilis, ne sont que des facteurs déterminants susceptibles d'intervenir à la faveur d'une prédisposition constitutionnelle.

Le cas du lieutenant X... rentre-t-il dans ceux décrits par Hyslop et Régis où l'insolation a produit le syndrome paralytique, mais non la paralysie générale véritable ? L'existence de cette dernière ne peut, à notre avis, être mise en discussion chez notre malade en raison de la symptomatologie constatée et sur laquelle nous avons insisté à dessein et en raison des lésions cérébrales trouvées à l'autopsie. Les quelques particularités relatives à l'évolution et aux troubles de la mémoire que nous avons signalées ne nous semblent pas suffisantes pour autoriser une distinction nosologique.

Nous ne prétendons pas que l'insolation produise la paralysie générale à l'exclusion du syndrome décrit par les auteurs nommés ci-dessus, mais nous pensons qu'elle est susceptible de produire l'une et l'autre affection suivant les cas, de même que la syphilis et l'alcoolisme peuvent produire, suivant les espèces, d'une part un syndrome paralytique et d'autre part la paralysie générale véritable. Avec Mickle, nous admettons donc l'existence de la paralysie générale due à l'insolation.

Dans le paragraphe consacré à l'étude des troubles mentaux post-traumatiques, nous avons déjà dit que la paralysie générale pouvait être la conséquence des traumatismes craniens, mais qu'il fallait que le sujet présente en outre cette prédisposition spéciale sans laquelle la méningo-encéphalite-chronique n'arrive pas à se développer, quels que soient d'ailleurs les facteurs étiologiques qui interviennent.

Les traumatismes craniens se comptent avec une fréquence très grande dans les antécédents des militaires paralytiques généraux, en sorte que l'on est en droit de penser que c'est là une des raisons de la prédominance de la paralysie générale dans l'armée.

Nous avons compté 9 paralytiques généraux sur 36, qui avaient été victimes d'accidents sérieux, c'est-à-dire accompagnés de signes de commotion cérébrale plus ou moins grave. Ces chiffres donnent la proportion de 25 p. 100. Dans tous les cas, il s'est agi de chute de cheval.

Les traumatismes craniens peuvent exercer sur la paralysie générale deux sortes d'actions différentes. Dans les premiers cas, qui sont les plus fréquents, la commotion cérébrale provoque en quelques jours l'éclosion bruyante de la maladie. Il faut admettre dans ces circonstances que l'affection cérébrale restée jusqu'alors latente est devenue évidente à la faveur des perturbations provoquées par le choc : en somme, sous l'influence du traumatisme, la paralysie générale a brûlé les premières étapes.

Il arrive assez souvent que l'intervention de l'action mécanique paraît à ce point prédominante, parce qu'elle survient chez un individu apparemment en bonne santé, qu'on est en droit de croire qu'un équilibre véritable a été rompu, que l'aptitude morbide serait restée toujours latente si l'accident traumatique n'était pas survenu.

Les trois observations suivantes, auxquelles tant d'autres pourraient être superposées, ont trait à cette première catégorie de faits où, en somme, une chute de cheval provoque le développement de la paralysie générale de la même manière que l'étincelle fait éclater la mine.

OBSERVATION 12. — Na..., gendarme, 32 ans, est entré dans le service en février 1906. Il a eu la syphilis il y a six ans. Dans les derniers mois de 1907, sa femme remarque qu'il est moins gai qu'auparavant et qu'il devient irritable. Ce changement du caractère était assez peu marqué pour ne pas l'inquiéter et pour qu'elle n'en ait fait que depuis la remarque.

En mai 1908, Na... fait une chute de cheval et reçoit en même temps de sa monture un coup de pied à la tête. A la suite il a gardé la chambre, mais il n'a présenté, sur le moment, aucun signe de lésion cranienne grave. Depuis cet accident, la tristesse de Na... devient nettement morbide ; il se montre très craintif, puis il émet des idées de persécution. En novembre 1908 apparaissent les troubles de l'écriture et de la parole. En janvier 1909, l'affaiblissement intellectuel est notable, en sorte qu'il ne peut faire son service et, en février, éclate un accès maniaque qui nécessite l'internement.

Actuellement Na... présente tous les signes d'une paralysie générale avec délire dépressif et hallucinations, les troubles paréto-ataxiques sont au complet.

En raison de la date peu éloignée de l'infection syphilitique, divers médecins ont appliqué le traitement spécifique intensif, mais comme toujours, dans la paralysie générale, il n'a produit aucune amélioration.

OBSERVATION 13. — Ne..., officier d'administration de 1re classe, est âgé de 40 ans. C'est un homme intelligent qui a beaucoup travaillé. Au cours de notre premier examen, il déclare avoir contracté la syphilis à 18 ans, mais il nous donne d'autres renseignements manifestement inexacts, en sorte que nous ignorons si ces antécédents syphilitiques sont bien réels.

Au mois d'août 1907, ses chefs trouvent que son caractère change, il semble fatigué ; comme il s'est surmené, on l'engage à prendre un congé et, du 1er au 8 septembre, il va dans sa famille où rien dans sa conduite n'attire l'attention ; il déclare seulement qu'il va se marier, ce qui étonne ses frères et sœurs. Revenu à Paris, il reprend son travail.

Le 15 septembre, son cheval s'effraye au passage d'un tramway et il est projeté, tête première, contre un pilier du Métropolitain. Il reprend assez vite connaissance et peut rentrer chez lui par ses propres moyens.

Quelques jours plus tard éclate un accès de délire expansif avec agitation maniaque, désordre dans les idées et les actes qui nécessite l'internement (2 octobre).

En quelques semaines l'agitation cesse, mais le malade tombe rapidement dans une démence profonde et devient gâteux et malpropre ; les symptômes physiques de la paralysie générale sont au complet.

OBSERVATION 14. — Ah..., capitaine d'artillerie, âgé de 43 ans, est interné à Charenton à la suite d'une scène de violence au cours de laquelle l'existence de troubles mentaux s'est révélée sans conteste à l'entourage. Ce malade, qui aurait été atteint de syphilis conceptionnelle, fit, vers l'âge de 28 ans, une chute de cheval très grave, mais sur laquelle nous manquons totalement de renseignements précis ; en tout cas elle laissa à sa suite une atrophie actuellement encore persistante du sus et sous-épineux droit sans qu'il y ait eu lésion apparente des os du membre et des articulations.

Quelques mois avant son internement, Ah... présentait un état d'asthénie avec troubles digestifs assez marqué pour nécessiter des soins ; toutefois l'état

mental restait satisfaisant et la capacité professionnelle demeurait intacte.

Le 13 juillet, cet officier est victime d'un accident de
cheval ; renversé de sa monture par un tramway, il
est projeté sur le sol, et quand le médecin militaire
l'examine, il constate un gonflement marqué de la
nuque avec immobilité et il conclut qu'il avait dû y
avoir, sinon fracture, du moins distension articulaire
et arthrite consécutive. Quoi qu'il en soit, et c'est là le
point particulier qui nous fait rapporter cette observation, dès le lendemain de la chute se produisit cette
scène de violence qui motiva l'internement et, dès lors,
les troubles somatiques et intellectuels habituels de la
paralysie générale apparurent dans leur plein développement (affaiblissement global des facultés, irritabilité morbide, euphorie, idées de grandeur, troubles
réflexes, hyperlymphocytose, etc.). Nous ajouterons
en outre que cette paralysie générale eut une évolution aiguë. Rapidement, après un mois, le malade
tomba dans un état de confusion, avec agitation incoer-
cible et de dénutrition extrême et il mourut dans le
marasme en janvier, c'est-à-dire après cinq mois de
maladie. L'autopsie démontra l'existence des lésions
de la paralysie générale.

En somme, dans cette observation comme dans les
deux précédentes, nous voyons une paralysie générale
dont les manifestations étaient jusqu'alors restées
latentes, éclater bruyamment à la suite d'un traumatisme violent. Nous sommes, en outre, en droit de nous
demander si l'évolution aiguë de l'affection n'est pas
en relation avec la commotion qui a provoqué le début
des accidents mentaux.

Dans une seconde catégorie de faits, le traumatisme cranien s'est produit un temps notable, plu-

sieurs mois ou des années, avant le développement de la paralysie générale. Parfois entre les deux états pathologiques, il y a une si longue période de santé parfaite que l'on manque absolument de base solide pour établir une relation entre ces deux termes. « Quelques auteurs ont passé outre et n'ont pas hésité à affirmer qu'un grand traumatisme, même lorsqu'il paraissait ne rien subsister des désordres qu'il avait occasionnés, laissait toujours après lui un affaiblissement organique réel constituant une prédisposition acquise. C'est la thèse qu'a soutenue éloquemment Lasègue, mais l'éloquence n'est pas une preuve, et, des assertions de cet illustre maître, il ne reste qu'une hypothèse flottante.

« A notre avis, le traumatisme peut, chez des prédisposés, provoquer l'apparition de la paralysie générale ; mais pour se croire en droit de rapporter à cette cause le cas que l'on observe, il faut que certaines conditions que nous allons résumer se trouvent remplies.

« *a*) D'abord le traumatisme n'aura été précédé d'aucun symptôme d'ordre physique ou mental imputable à la paralysie générale.

« *b*) Il se sera écoulé un certain temps (de deux ou trois mois à un ou deux ans) entre le traumatisme et l'éclosion de la paralysie générale.

« *c*) Enfin on aura constaté, après une évolution favorable des troubles imputables au traumatisme, la persistance de certains symptômes cérébraux établissant en quelque sorte un trait d'union entre les accidents primaires du traumatisme et la paralysie générale survenue ultérieurement. » (Joffroy et Roger Mignot.)

Les observations de paralysie générale traumatique sont rares, à n'envisager que les cas purs ; le plus souvent, en pratique, on retrouve divers facteurs étiologiques associés et il est impossible de dire lequel d'entre eux a joué un rôle prépondérant.

L'un de nous, dans le service de Sérieux, a observé un paralytique général fort intéressant dans les antécédents duquel on trouvait réunis la syphilis et un traumatisme cérébral grave, survenus la même année. Bien que cette observation ne rentre pas dans nos statistiques, ni notre série actuelle de militaires, nous désirons la reproduire succinctement.

Dans un second cas, le paludisme s'est associé à de graves chutes de cheval pour produire une paralysie générale typique.

OBSERVATION 15. — Ce..., étant sous-lieutenant, fait, au cours d'exercices, une chute de cheval ; sa tête porte violemment sur le sol, mais il peut se relever et remonter en selle ; il ignore, par contre, comment il est rentré au quartier, et là son allure paraît si étrange qu'il est conduit à l'hôpital. Après quelques jours de repos, Ce... paraît guéri et reprend son service.

Dans le même moment, Ce... contracte la syphilis et se soigne d'une manière régulière. Néanmoins, quelques mois plus tard, apparaissent des crises d'épi-

lepsie jacksonienne sur lesquelles le traitement spécifique a peu d'action tout d'abord, mais qui finissent
par guérir.

Douze ans s'écoulent. Ce... est devenu capitaine, s'est
marié et est père de famille quand les premiers pro-
dromes de la paralysie générale apparaissent ; le délire
expansif, les achats inconsidérés nécessitent le placement dans un asile. Depuis qu'il est interné, la paralysie générale évolue lentement et avec des particularités diverses qu'il n'y a pas lieu de développer ici ;
toutefois nous tenons à signaler qu'un certain nombre
d'attaques congestives, en tout semblables à celles des
paralytiques généraux ordinaires, ont le même aura
et la même localisation que les crises jacksoniennes
d'autrefois.

OBSERVATION 16. — Ci..., 51 ans, capitaine d'artillerie
en retraite, est atteint depuis deux ans de paralysie
générale confirmée qui se traduit par un affaiblissement global de toutes les facultés, par des idées de
grandeur absurdes et par toute la série des troubles
paréto-ataxiques classiques. Un accès d'agitation con-
sécutif à un ictus a motivé l'internement à Charenton.
L'existence de la syphilis n'a jamais pu être établie
dans les antécédents de Ci... A l'âge de 30 ans, le
malade étant en Afrique fit une première chute de
cheval grave : il perdit du sang par le nez et resta trois
jours sans connaissance ; la guérison des accidents
immédiats aurait pourtant été assez rapide, mais la
même année Ci... présenta des signes « d'amnésie
cérébrale » qu'on mit sur le compte du paludisme et
de la nostalgie et il dut rentrer en France. A 42 ans,
Ci... fit une nouvelle chute de cheval suivie encore de
perte de connaissance pendant quelques heures et
compliquée de luxation de la cuisse. Cet accident fut,
comme le premier, suivi d'un état neurasthéniforme,

mais le rétablissement ne se fit que d'une manière incomplète et le malade a dû prendre sa retraite. Bientôt, par des transitions insensibles, apparurent les symptômes propres à la paralysie générale qui devint évidente à l'âge de 49 ans, c'est-à-dire sept ans après la dernière chute de cheval.

Dans les pages qui précèdent, nous venons de voir que si la paralysie générale est très fréquente dans l'armée, c'est que précisément les facteurs étiologiques de cette affection (infections, intoxications, insolation, traumatisme) trouvent dans le milieu militaire des conditions particulièrement favorables à leur production.

Mais nous croyons pouvoir aller plus loin et dire que la sélection, qui est à la base du recrutement des militaires de carrière, est une des causes de la fréquence de la paralysie générale dans l'armée.

L'un de nous, dans un travail basé sur l'examen anthropométrique de 30 vésaniques et de 30 paralytiques généraux, a montré que la paralysie générale frappait de préférence les hommes de grand développement physique.

« Si, sur une même échelle pour les 2 séries de malades, on établit les courbes de la taille, du périmètre thoracique et du poids, on voit que les tracés qui enregistrent les chiffres obtenus chez les paralytiques généraux occupent une place plus élevée que les tracés relatifs aux vésaniques. Comme nos mensurations ont été faites sur un nombre assez

élevé de sujets, on peut établir des moyennes dont
voici les résultats :

	Paralytiques généraux.	Vésaniques.
Taille moyenne.	172 cm.	169 cm.
Poids moyen	68 kg.	61 kg.
Périmètre thoracique moyen.	96 cm.	87 cm.

L'examen des chiffres ci-dessus montre que le
développement physique moyen des paralytiques
généraux est très sensiblement supérieur à celui
de la moyenne des Français.

Pour établir une comparaison on peut accepter
les moyennes suivantes tirées des principaux auteurs
(Quetelet, Topinard, Bernhard, Bertillon, Manouvrier) qui ont calculé les données anthropométriques
en question.

Taille moyenne des hommes en France.	164 à 165 centimètres.
Poids moyen des hommes en France.	61 à 65 kilogrammes.
Périmètre thoracique moyen en France.	82 à 89 centimètres.

Même en prenant les chiffres les plus élevés de
ce tableau, on voit qu'ils sont inférieurs de plusieurs unités à ceux qui ont été trouvés chez les
paralytiques généraux.

Il en résulte donc bien que le développement
physique moyen des paralytiques généraux est supé-

rieur à celui de la moyenne des individus, autrement dit que *la paralysie générale frappe de préférence les sujets ayant un développement physique supérieur à la moyenne.* »

A cette constatation, on peut donner les explications suivantes :

1) Les classes aisées de la société sont en même temps celles où la taille est la plus élevée et la paralysie générale plus fréquente.

2) Les hommes de haute taille étant attirés par les villes, c'est là que la paralysie générale s'observe le plus communément, car c'est là également que les excès d'alcool et de surmenage sont les plus habituels et que la lutte pour la vie est la plus âpre.

3) Dans la course intersexuelle les hommes les plus vigoureux et les plus beaux sont les plus ardents et ils sont aussi l'objet de plus fréquentes sollicitations ; il s'ensuit qu'ils se livrent le plus habituellement aux excès et qu'ils courent davantage les risques d'une contamination vénérienne.

4) La dernière explication qui se présente enfin à l'esprit, c'est que le système nerveux des hommes ayant un grand développement physique, se trouve par cela même en état d'infériorité vis-à-vis de toutes les causes d'amoindrissement : Topinard, Manouvrier et d'autres ont en effet démontré que si le volume et le poids *absolus* de l'encéphale vont en augmentant avec le poids et la taille des sujets, par contre le volume et le poids *relatifs* de l'encé-

phale diminuent à mesure que montent le poids et la taille du corps.

Nous voyons ainsi que, d'une part, les sujets de haute taille ont un encéphale relativement moins développé et que, d'autre part, ces mêmes sujets sont plus exposés à toutes les causes d'épuisement nerveux du fait qu'ils appartiennent aux classes intellectuelles, qu'ils se livrent plus facilement aux excès, etc.

Quel que soit le bien-fondé de ces explications, il n'en subsiste pas moins cette constatation positive que la paralysie générale est plus fréquente chez les hommes de grand développement physique. Mais, d'autre part, l'armée attire de préférence les hommes bien développés et tous les officiers ont subi une sélection physique assez sévère.

Il résulte de là que le milieu militaire est à la fois celui où le développement physique moyen est le plus grand et celui où, par cela même, la paralysie générale est proportionnellement le plus fréquemment observée.

La paralysie générale peut avoir des conséquences sociales dangereuses ; elle provoque également des actes délictueux, surtout à sa phase prodromique, et cela à tel point qu'on a désigné cette période de la maladie sous le nom de *période médico-légale*. Le danger réside surtout dans ce fait qu'à ce moment, les sujets ne sont pas considérés comme malades, ou du moins que le plus souvent on les croit seulement atteints de neurasthénie.

Cette phase de la maladie et les conséquences qu'elle entraîne prennent une gravité toute spéciale dans l'armée, en raison, d'une part, de l'autorité légitime dont jouissent les officiers et, d'autre part, de la rigueur de la discipline militaire.

L'affaiblissement psychique de la phase neurasthéniforme, tout en ne mettant pas en apparence obstacle d'une manière absolue à l'accomplissement des obligations professionnelles, prive les sujets qui détiennent un commandement de la conscience exacte de la réalité des choses et de cette sûreté de jugement sans laquelle l'usage d'une autorité peut entraîner de véritables catastrophes : un officier de cavalerie, sous l'influence d'un amoindrissement intellectuel passé jusqu'alors inaperçu, donna ainsi au cours des grandes manœuvres des ordres qui auraient entraîné mort d'homme s'ils avaient été exécutés.

L'irritabilité de l'humeur, symptôme également précoce de la paralysie générale a souvent également des conséquences fâcheuses : pour un ordre mal exécuté, un de nos malades se livra sur un de ses hommes à des violences qui lui valurent une grave punition ; chez un adjudant les modifications du caractère entretinrent pendant plusieurs semaines une situation très pénible dans la compagnie avant qu'on se fût rendu compte qu'il s'agissait d'un trouble mental, etc.

Il nous paraît inutile d'insister davantage pour indiquer que la phase prodromique de la paralysie générale comporte des conséquences tout particulièrement dangereuses dans le milieu militaire. Il faut donc que cette maladie soit parfaitement connue et surtout qu'on sache la dépister lorsqu'elle se dissimule sous les apparences des états neurasthéniques. Pour une étude plus complète au point de vue clinique, nous nous permettons de renvoyer le lecteur au travail que l'un de nous vient de faire paraître avec Joffroy dans l'*Encyclopédie scientifique* [1].

---

1. JOFFROY et MIGNOT. *La Paralysie générale*. Un vol. de l'*Encyclopédie scientifique*. Paris, O. Doin, éditeur. 1909.

CHAPITRE QUATRIÈME

La démence épileptique. — La démence précoce (Observations 17, 18 et 19). — L'affaiblissement psychique post-toxique et post-infectieux (Observation 20).

Démence épileptique

La démence consécutive à l'épilepsie essentielle n'a pas lieu de nous arrêter, car elle ne s'observe pas chez les militaires. Certes, les épileptiques sont nombreux dans l'armée, mais on les réforme quand la maladie est grave, et l'on sait que la démence épileptique n'apparaît que lentement et après une longue évolution.

Démence précoce

Un auteur italien a pu écrire que tous les militaires internés dans son service étaient atteints de démence précoce. Sous une forme exagérée, c'est là une formule qui montre assez exactement la fréquence de la démence précoce chez les jeunes soldats. Hâtons-nous d'ajouter que cette fréquence résulte uniquement de ce que la vingtième année est à la fois l'époque du service militaire et celle où éclôt le plus souvent la maladie en question.

Nous avons, en quatre ans, observé à Charenton la démence précoce 13 fois sur 34 soldats aliénés et 10 fois chez 47 officiers aliénés, ce qui donnerait les proportions de 38 p. 100 chez les soldats et 21 p. 100 chez les officiers. Ces pourcentages n'ont qu'une valeur très relative, car tandis que les officiers aliénés restent pour la plupart à Charenton, les soldats sont, après quelques mois de séjour, transférés dans l'asile de leur département. En réalité donc, la fréquence de la démence précoce est moins considérable chez les officiers que ne l'indique la statistique ci-dessus ; cette maladie chez les gradés ne représente guère que 7 à 10 p. 100 des cas d'aliénation mentale. La rareté relative de la démence précoce chez les officiers tient simplement d'ailleurs aux conditions d'âge qui déterminent l'affection ; aussi la forme paranoïde est-elle la plus habituellement observée, tandis que chez les soldats ce sont les formes hébéphréniques et catatoniques les plus fréquentes.

Au point de vue militaire, la démence précoce tire son intérêt de questions médico-légales qui s'y rattachent, et celles-ci sont fort nombreuses.

D'une manière générale, en pathologie mentale, les troubles intellectuels précèdent les troubles des facultés morales et l'internement a en partie pour but de prévenir les conséquences antisociales du déficit moral qui, dès le début de l'amoindrissement intellectuel, existe, mais à l'état latent. Il faut admettre que cette formule est renversée dans un grand nombre de cas.

Dans un travail paru en 1907 dans l'*Encéphale*[1], nous avons montré par 3 observations que la démence précoce peut, d'une manière prodromique, se manifester pendant plusieurs années par les perturbations les plus graves du sens moral, alors que les perturbations intellectuelles sont nulles ou du moins restent inaperçues.

Cette constatation n'est pas pour faciliter la tâche des magistrats et des experts, mais elle devrait amener à multiplier les moyens de contrôle judiciaire. Il faudrait, ainsi qu'on l'a déjà si souvent demandé, organiser un service d'examen préalable de tous les prévenus et d'inspection des prisons, par des médecins aliénistes, à l'exemple de pays étrangers. Il n'est pas douteux, en effet, qu'un grand nombre de cas de folie pénitentiaire puisse rentrer dans le cadre nosographique de la démence précoce précédée d'une période prodromique médico-légale.

Voici l'une des observations de notre travail qui a trait à un militaire ; nous lui adjoindrons un nouveau cas analogue observé depuis.

ANTHEAUME et MIGNOT. La Période médico-légale de la démence précoce. (*L'Encéphale*, 1907, n° 2.)

OBSERVATION 17. — Georges, né en 1884, est d'une famille d'ouvriers honnêtes, mais son père s'enivrait les jours de paye. Dans son enfance, il n'a rien présenté de remarquable ; il est allé à l'école et a reçu une instruction primaire. Apprenti couvreur, puis aide, il est estimé de ses patrons et obtient des certificats très satisfaisants.

Vers l'année 1903, sa mère remarque un changement dans sa conduite, d'abord il ne veut plus loger avec elle, puis cesse de travailler et bientôt elle le perd de vue.

Georges s'est complètement dévoyé, il a une maîtresse qui l'entretient, fréquente les quartiers mal famés où il est connu sous le pseudonyme du « Boulot des Halles » et il est affilié à une bande d'apaches dont il porte les tatouages, « les grains de beauté » au lobule de l'oreille, à la joue et au doigt.

Tout d'abord Georges ne se signale que par sa paresse et son inconduite, mais bientôt il commet de petits larcins aux devantures de magasins, puis est arrêté pour grivèlerie, enfin passe en jugement pour vol à la tire. A la même époque, il est impliqué dans une rixe où des coups de couteau ont été donnés et reçus, mais son rôle dans cette affaire n'a pas été nettement élucidé. Il est condamné par la cour de X... à onze mois de prison ; son attitude devant le tribunal est telle qu'il est expulsé de l'audience. Sorti de prison, il reçoit (octobre 1905) sa feuille de route pour partir en Afrique rejoindre les jeunes gens de sa classe, mais il reste à Paris, et après un mois de vagabondage est arrêté comme insoumis militaire. Son attitude bizarre le fait reconnaître alors comme malade et, après un mois d'observation au Val-de-Grâce, il est transféré à Charenton (janvier 1906).

Au moment où nous voyons Georges pour la première fois, il est dans un état de confusion mentale

bien caractérisé : les facultés intellectuelles sont obnu-
bilées, la désorientation dans le temps et dans l'espace
est complète ; les réponses sont lentes, imprécises,
souvent sans rapport avec les questions. Par inter-
mittences le malade garde le mutisme ; parfois, d'une
manière explosive, il pousse des cris, fait des gestes
menaçants et cherche à frapper ou à détruire. L'état
physique laisse à désirer, il y a de l'anorexie, de
l'amaigrissement et une insomnie tenace. Nous relevons comme troubles moteurs des tendances à la
catatonie et de l'exagération des réflexes.

Il est inutile, pour la thèse actuelle, de décrire par
quelle gradation Georges est devenu rapidement un
dément précoce. Voici, au moment de son transfert, en
août 1906, quel était son état.

A cette époque, le malade a une santé physique
florissante, il n'est plus désorienté et sa mémoire serait
intacte s'il n'avait perdu en partie le souvenir de son
passage au Val-de-Grâce. On ne peut arriver à fixer
l'attention, ni à obtenir des discours suivis. Le langage
est le plus souvent incohérent ; à travers la verbigé-
ration habituelle, on découvre un délire confus de persécution et de grandeur : il a hérité de Napoléon III et
de Victor Hugo, on l'empêche de sortir pour s'emparer
de sa part d'héritage.

De son existence irrégulière, Georges a gardé la
mémoire et c'est lorsqu'il s'y reporte par le souvenir
qu'il est le moins obscur dans ses propos. Voici une
lettre bien caractéristique de l'état de ce malade elle
est tracée d'une écriture très correcte et très lisible :

Saint-Maurice, 1906.

Cher frère,

Je t'ai écrit pour dire de venir mais pas seul avec plutôt une
bande d'apaches et ne pas entrer dans pièges et ne céder pas
avant qu'on ne te présente un bandit pur sang car depuis ma majo-

rité j'ai fait la révolution dans Paris rapport à la soie du rouge Emile... car pour moi je ne connais que la force prime le droit noir-blanc bat d'af et ne te laisse monter le coup, vas chez le commissaire rue des quatre vents Saint-Maurice car je veux sortir et tu es pour comprendre de mal de pote de messieurs les médecins peux pas comprendre Jeanne d'Arc et me fait que la grande grille et me fait chier du boniment me sais en écrire mais veux en faire sans me faire du mauvais sang et puis faire du vif car devrais être dans la soie depuis longtemps tâche de comprendre et ne te laisse pas prendre aux pièges.

Ton frère,
GEORGES.

Les propos et les écrits de ce malade sont devenus stéréotypés, tous les jours, il écrit aux mêmes personnes, dans les mêmes termes. Il a des tics et des gestes également stéréotypés, en particulier celui-ci : il fait brusquement un bond en l'air, retombe en se fendant comme un escrimeur, fait du pied des appels et en même temps pousse des cris sauvages ; à ce moment, sa figure exprime la haine violente au plus haut degré. Cette mimique se répète fréquemment dans la journée. Des impulsions violentes nécessitent enfin une surveillance spéciale.

L'affaiblissement psychique, le délire incohérent, les stéréotypies et les impulsions permettent d'affirmer que Georges est bien entré dans la démence précoce, mais cet état démentiel a été, près de deux ans, précédé d'une période pendant laquelle la maladie cérébrale ne s'est traduite que par des actes délictueux qui ont entraîné à plusieurs reprises l'intervention de la justice.

OBSERVATION 18. — Pi..., soldat d'infanterie, âgé de 20 ans, est le fils d'un ouvrier d'art honnête et intelligent qui gagne largement sa vie. Dans l'enfance, sa conduite n'a prêté à aucune remarque ; son intelligence était moyenne et il passa avec succès l'examen du certificat d'études ; il travaillait avec son père régulièrement. Vers 18 ans, brusquement, il présente des écarts de conduite, fait la connaissance de mauvais sujets et d'une fille et, pour échapper aux reproches de ses parents, il quitte sa famille, se livre à la débauche et commet des excès alcooliques. Quelques mois plus tard, il est impliqué comme complice dans une affaire de meurtre qui fit quelque bruit à l'époque ; il passe en cour d'assises, mais on reconnaît que son rôle a été secondaire et, tandis que son camarade est condamné à vingt ans de prison, il est acquitté après six mois de prévention.

Pi... sort de prison très déprimé et déjà diminué intellectuellement. Sa famille lui permet de rentrer au foyer et même on tolère sa maîtresse à la maison pour l'amener à s'engager « afin de le réhabiliter ». Le service militaire répugne à Pi..., mais il s'engage pour donner satisfaction à ses parents.

Quelques semaines après son incorporation, Pi... commence à donner des signes manifestes de dérangement cérébral et il est placé à l'asile de Marseille d'où il est transféré à Charenton.

Au moment où nous voyons le malade, il présente une obnubilation des facultés intellectuelles avec de vagues idées délirantes de persécutions et des préoccupations hypocondriaques. Nous sommes frappés de la niaiserie des conceptions morbides et de leur inconsistance. En six mois, la confusion mentale se dissipe, les hallucinations et les idées délirantes disparaissent, mais le malade reste très amoindri de l'intelligence ; il est docile, calme, correct dans sa tenue, mais son apathie et sa suggestionnabilité sont réellement pathologiques et nous considérons Pi... comme incapable de se conduire désormais convenablement dans l'existence s'il n'est pourvu d'une tutelle ; c'est le type du dément précoce encore peu affaibli et dans le moment sans délire. Les anomalies de la conduite, dues surtout à la suggestionnabilité, ont été d'une manière très nette les premières manifestations de la maladie mentale devenue seulement plus tard évidente aux yeux de tous quand les facultés syllogistiques ont été atteintes.

Nous venons de voir que parfois des perturbations morales prémonitoires de la démence précoce aboutissent à des actes délictueux graves dont il n'est guère possible de reconnaître le caractère pathologique avant que la maladie mentale soit devenue manifeste par suite des troubles intellectuels. A une époque plus avancée de son évolution, la démence précoce est encore souvent méconnue : à ce moment, l'affaiblissement de l'intelligence et des sentiments est déjà apparente, si l'on fait un examen psychologique soigneux, mais elle échappe à une observation superficielle ou mal dirigée parce que le malade se mêle encore à l'existence de son milieu. Bien plus, les actes auxquels il se livre et qui lui sont reprochés tranchent par leur caractère imprévu, déplacé, grotesque, sans apparaître comme pathologique à un observateur non prévenu. Par exemple, l'un de nos déments précoces avait parfois des éclats de rire non motivés quand on lui adressait la parole ; c'était là, avec un certain degré d'apathie et de mutisme, les seuls signes d'un état morbide. La répétition insolite de ce rire et l'apparition d'un état catatonique démontrèrent qu'il s'agissait d'une manifestation démentielle et non pas d'un acte de moquerie et d'insubordination comme on l'avait cru tout d'abord.

Au début de la démence précoce, le caractère emprunté, étrange, grimaçant, théâtral de la plupart des réactions des malades, invite souvent à penser que la simulation ou tout au moins l'affectation entrent pour une bonne part dans leur production. Il faut savoir que précisément ce sont là des caractères propres aux réactions des déments précoces dont on peut dire que beaucoup paraissent jouer la comédie et chercher à attirer l'attention par des pitreries.

Le début de la démence précoce est également marqué par des préoccupations hypocondriaques qui semblent non motivées, parce qu'elles ne répondent à aucun signe physique appréciable. Assez rapidement en général, la nature délirante des idées exprimées apparaît par suite de l'absurdité des conceptions ou du fait de l'éclosion d'hallucinations, ou bien encore d'idées morbides surajoutées de persécution ou de grandeur.

Néanmoins trop souvent cette hypocondrie symptomatique de la démence précoce a été confondue avec la simulation et les sujets punis en conséquence. Ici encore, les contradictions, le caractère outré des allégations, l'exagération emphatique des réactions, induisent à penser que le sujet n'est pas sincère, alors qu'en vérité ces discordances entre la réalité objective et les propos du malade indiquent précisément l'affaiblissement mental.

OBSERVATION 19. — L..., 24 ans, zouave, est le fils d'un terrassier ; comme son père, il a toujours été d'une intelligence rudimentaire et s'est livré à la boisson. Au régiment, c'était tout d'abord un bon soldat, mais il devait être connu comme hypocondriaque, car, nous dit-il, si le major ne le reconnaissait pas malade, il déclarait du moins que la consultation était motivée.

Pour refus d'obéissance, il avait déposé son sac et refusé de le reprendre, on le condamne à six mois de prison. Au Cherche-Midi, ses allures éveillent l'attention du personnel et il est soumis à une observation à la suite de laquelle il est envoyé au Val-de-Grâce et, de là, à Charenton.

La mémoire et l'attention sont intactes et le jugement reste normal si l'interrogatoire se limite à des sujets simples et en rapport avec le niveau intellectuel du malade, mais dès qu'on l'interroge sur sa santé, L... tient des propos à ce point absurdes et contradictoires que l'idée d'une simulation vient de suite à l'esprit. D'un instant à l'autre il accuse des maladies différentes et nie les allégations qu'il a tenues auparavant. Par moment il éclate de rire, semble se moquer de lui-même, de ce qu'il dit ou de son interlocuteur. Parfois enfin il se livre à toutes sortes de grimaces et ne peut dire pourquoi. De temps en temps, il proteste contre son placement à l'asile, demande s'il ne va pas bientôt rentrer chez lui, déclare qu'il en a assez du régiment.

Ces idées hypocondriaques incohérentes vont en s'aggravant pendant les mois qui suivent ; il s'y surajoute des idées de persécution, des troubles variés de la cénesthésie et des hallucinations de l'ouïe. Au moment de son transfert, dix mois plus tard, L... est atteint d'une démence paranoïde très caractérisée.

En étudiant les délits militaires, nous aurons à

revenir sur certains faits délictueux qui relèvent de la démence précoce et dont il ne faut pas méconnaître la nature pathologique. La connaissance de cette maladie et surtout de ses manifestations initiales doit être très présente à l'esprit des médecins de l'armée pour éviter des erreurs regrettables. Encore une fois, il faut savoir que le désordre des actes peut précéder de longtemps l'affaiblissement évident des facultés syllogistiques ; les anomalies de la conduite sont souvent l'indice de perturbations intellectuelles graves, mais sous-jacentes, et la récidive, bien loin d'être toujours la marque d'une perversion morale justiciable d'une répression, est parfois signalétique d'une maladie mentale.

Nous n'avons pas à donner ici une description de la démence précoce, nous ne pourrions le faire sans un certain développement et ce serait sortir de notre cadre ; nous renvoyons donc les lecteurs aux travaux de Sérieux et de Deny et Roy pour l'exposé détaillé de cette maladie mentale.

Affaiblissement psychique secondaire aux intoxications et aux infections

L'affaiblissement psychique secondaire aux intoxications et aux infections s'observe avec une certaine fréquence dans l'armée parce que les infections et les intoxications n'y sont pas rares.

Il nous a été donné trois fois d'observer ces états démentiels. Chez deux de nos malades, l'amoindrissement intellectuel était en rapport avec des infections aiguës (fièvre typhoïde), et, de ce fait, la maladie mentale n'avait aucun caractère professionnel. Le troisième cas, au contraire, est relatif à un ancien colonial chez lequel l'anémie, le paludisme, la dysenterie semblent avoir été la cause de la déchéance intellectuelle qui s'est développée d'ailleurs sur un terrain préparé par la débilité mentale et qui a été favorisée par l'alcoolisme chronique. Quelle part ont prise l'intoxication d'un côté, les infections d'un autre, dans le développement de l'affaiblissement intellectuel ? Il est bien difficile de le dire. C'est qu'en effet ces facteurs divers se manifestent par des effets sensiblement identiques et d'ailleurs le plus souvent ils ne provoquent des désordres mentaux qu'à la faveur de la prédisposition psychopathique.

Sous le nom d'anémie coloniale, on décrit un état de déchéance générale de l'organisme dans lequel parfois les troubles psychopathiques tiennent une place importante. Le plus souvent alors, comme dans notre observation, l'état morbide dépend de l'action cumulative de plusieurs facteurs morbides, et à côté d'infections diverses, l'alcoolisme chronique, l'opiomanie, jouent un rôle souvent important.

Chez les coloniaux, les troubles mentaux d'origine toxi-infectieuse se manifestent en général tout d'abord par un état de confusion mentale, avec ou sans hallucinations, où les idées mélancoliques et de persécution sont prédominantes. Sous l'influence du traitement et surtout du retour en France, les accidents aigus disparaissent, mais c'est alors que l'on observe souvent un amoindrissement de la valeur intellectuelle du sujet, qui, d'ailleurs, exceptionnellement, mérite le nom de démence.

En résumé, à côté des cas où l'affaiblissement psychique est secondaire à des infections et des intoxications communes, il en est d'autres qui, dans le milieu militaire, forment un véritable groupe autonome par suite de la constance des éléments qui les conditionnent : sur un terrain préparé par la débilité mentale ou le déséquilibre, les infections coloniales, aggravées d'intoxications chroniques, qui si facilement se contractent dans le même milieu, provoquent l'éclosion d'un délire toxi-infectieux à marche lente, lequel peut aboutir à un état démentiel.

OBSERVATION 20. — E..., 34 ans, dont la mère est enfermée pour délire de persécution, est allé régulièrement à l'école, mais il ne pouvait rien apprendre, à peine sait-il lire et écrire. Il est né en pays annexés ; à 20 ans il passe en France, s'engage dans la légion étrangère, puis par amour du métier militaire se rengage deux fois dans l'infanterie coloniale ; il a été en Afrique, au Tonkin, à Madagascar. Il a quatorze ans de service, mais n'a pu grader, non pas à cause de sa conduite, qui a été parfaite, mais à cause de sa faiblesse d'esprit. Il a fait assurément des excès alcooliques, mais sans s'enivrer. A son dernier rengagement, il a contracté des fièvres palustres graves et de la dysenterie. Alors qu'il était soigné pour ces maladies coloniales, il commence à donner des signes d'aliénation mentale qui nécessitent son rapatriement et son placement à Charenton.

A ce moment E... présente, sur un fond d'obnubilation intellectuelle assez marquée, des idées délirantes de persécution mal systématisées et de caractère professionnel : ses chefs lui en veulent, on cherche à le faire punir, il a entendu des propos désobligeants à son égard, on ne lui sert pas ses rations entières, etc. Toutes ces persécutions résultent de ce qu'il est peut-être bien le fils naturel de Napoléon III.

En même temps que ces idées délirantes, E... présente un état organique défectueux, il est anémié, amaigri, dyspeptique, sujet à des crises diarrhéiques et son foie est insuffisant.

Rapidement l'état confusionnel, les hallucinations auditives, d'ailleurs rares et monotones, disparaissent ; E... s'est adapté aux conditions nouvelles d'existence dans lesquelles il se trouve ; c'est un malade docile, correct, serviable même. Tout d'abord il cesse d'émettre des idées délirantes nouvelles, puis il abandonne ses idées de grandeur, mais pendant près d'un an il conserve la conviction de la réalité de son ancien délire.

Ce malade présente, avant tout, une débilité mentale manifeste ; ses idées, ses préoccupations sont rudimentaires, le domaine de son activité mentale est très étroit, il ne voit guère au delà de l'exécution passive des devoirs du soldat de 1re classe et de la satisfaction de ses besoins matériels les plus immédiats.

Peu à peu l'état organique s'améliore. E... reprend des forces, les fonctions du tube digestif se rétablissent, l'anémie disparaît. Revenu en bonne santé après treize mois de traitement, E... demande à rejoindre son corps pour achever les quelques semaines qui lui restent à faire avant d'obtenir la retraite à laquelle il a droit. Notre ancien malade est redevenu ce qu'il était, un soldat discipliné mais inintelligent et dont la débilité a dû s'accroître sous l'influence de l'anémie coloniale et de la maladie mentale qui en a été en partie la conséquence.

CHAPITRE CINQUIÈME

L'alcoolisme. — Les psychoses d'insolation (Observations 21 et 22).
— La folie maniaque dépressive (Observations 23 et 24). — Les
délires systématisés et les délires de revendication. — Les obsessions, phobies et impulsions (Observation 25). — Les délires
polymorphes.

Alcoolisme

L'alcoolisme est en pratique le facteur étiologique
habituel des délires toxiques ; lui seul nous arrêtera.

Il ne nous est pas possible d'apprécier la fréquence du délire toxi-alcoolique dans l'armée, nous
manquons de base d'appréciation ; les statistiques
sont muettes sur la fréquence de *l'alcoolisme mental*
dans l'armée ; d'autre part, la fugacité des manifestations aiguës des délires toxiques fait considérer comme inutile, habituellement, la mesure de
l'internement ; aussi la plupart des cas que nous
observons à Charenton appartiennent aux formes
prolongées ou compliquées.

Le délire toxi-alcoolique doit être particulièrement fréquent dans l'armée coloniale, les corps

d'épreuve, les prisons et les pénitenciers. Sur 7 alcooliques délirants, 2 appartenaient à l'armée territoriale : les 5 autres se répartissaient ainsi : 1 insoumis, 2 soldats de la légion étrangère, 2 hommes de l'infanterie de marine. (Nous ne parlons ici que des cas de délire toxi-alcoolique et non de ceux très nombreux où l'alcoolisme chronique complique une maladie mentale quelconque.)

Cette fréquence dans les milieux que nous indiquons n'est pas pour nous étonner ; nous savons que l'intoxication alcoolique provoque des troubles mentaux d'autant plus facilement que l'organisme est débilité et en particulier que le foie et les reins sont insuffisants ; les coloniaux n'offrent-ils pas ainsi une véritable prédisposition ?

D'autre part, les dégénérés présentent une susceptibilité bien connue aux poisons exogènes, et chez eux l'intoxication éthylique se traduit avec la plus grande facilité par des troubles délirants. Ceci explique pourquoi les délires toxi-alcooliques sont si communs dans les prisons, pénitenciers et corps d'épreuve dont la population n'est formée que de débiles, de déséquilibrés et d'amoraux. Ajoutons que ces mêmes sujets, tout en offrant une plus grande susceptibilité, sont en même temps pour la plupart toxicomanes et invinciblement portés à abuser des excitants du système nerveux.

En étudiant dans un chapitre ultérieur la simulation, nous verrons que les délires passagers de l'alcoolisme lui servent souvent de base.

Délires secondaires aux ictus

Nous n'insisterons pas sur les délires secondaires aux ictus, c'est-à-dire sur les manifestations délirantes qui surviennent après les crises épileptiques, hystériques et après les attaques apoplectiques, quelle qu'en soit l'origine. Ces délires ne tirent aucun caractère spécial de leur éclosion dans l'armée et ils surviennent au milieu de circonstances qui permettent de les reconnaître facilement.

A une place intermédiaire entre les délires toxiques et les délires secondaires aux ictus, se classent les délires qui parfois compliquent l'insolation et le coup de chaleur.

Régis, à qui on doit une excellente étude des psychoses d'insolation, admet qu'elles se présentent sous la forme *du délire hallucinatoire aigu, du délire aigu, de la confusion mentale amnésique* et du syndrome paralytique .

Sous nos climats, les formes décrites par Régis doivent être très exceptionnelles, l'auteur d'ailleurs déclare qu'il ne possède qu'une seule observation personnelle. D'après notre propre expérience, les troubles mentaux secondaires à l'insolation dépendent presque toujours de facteurs étiologiques multiples associés.

Le plus grand nombre des cas étiquetés « insolation délirante » relèvent pour une grande part du délire toxi-alcoolique ou, si l'on préfère, les phénomènes hallucinatoires et confusionnels, les réactions maniaques et furieuses, de courte durée, qui parfois succèdent à l'insolation, ne s'observent le plus souvent que chez les individus en puissance d'intoxication alcoolique.

A côté des faits où l'insolation agit à la faveur de l'alcoolisme chronique, il en est d'autres où elle intervient pour mettre en branle une prédisposition latente.

Nous avons vu ainsi deux fois l'insolation provoquer un accès de délire polymorphe et, dans un troisième cas, la paralysie générale. Nous ne reviendrons pas sur ce dernier cas étudié ailleurs ; pour les deux autres, on ne peut nier le rapport de causalité entre l'insolation et les troubles mentaux, quand on a vu le délire succéder immédiatement à l'action solaire ; mais, d'autre part, le caractère des manifestations psychopathiques démontrait bien leur identité avec celles qui relèvent habituellement de la dégénérescence mentale.

En résumé, l'insolation peut provoquer des troubles mentaux directement à la faveur des modifications humorales qu'elle entraîne et ceux-ci revêtent le caractère de la confusion mentale aiguë ou chronique (Régis). Ce sont là, dans nos pays, les cas les plus rares.

Par contre, l'observation courante nous montre l'insolation provoquer, ou bien chez les buveurs l'éclosion d'un délire toxi-alcoolique, ou bien chez des dégénérés l'éclosion d'un délire polymorphe.

Exceptionnellement, l'insolation et le coup de chaleur jouent un rôle étiologique, qui nous paraît indiscutable dans le développement de la paralysie générale.

OBSERVATION 21. — Va..., lieutenant d'artillerie de réserve, 27 ans. Au cours d'une période de vingt-huit jours, en mai 19..., Va... se rend à cheval par étapes à un champ de tir ; il fait ainsi, en traversant la Beauce, douze jours de marche au grand soleil et par une température très pénible, la chaleur étant exceptionnellement élevée pour la saison, en 19...

Le 1er juin, Va... voit son ordonnance se casser la jambe, ce qui l'impressionne beaucoup. Quelques minutes plus tard son cheval se blesse à son tour et il doit le conduire par la bride. Ces accidents l'ont laissé loin derrière la colonne, il s'égare et il fait ainsi, par un soleil éclatant, une trentaine de kilomètres à pied avant de rejoindre sa batterie. A un moment il s'est trouvé mal à l'aise et a dû s'arrêter, il avait un violent mal de tête. Que s'est-il passé depuis ? Il l'ignore. On l'a vu rentrer le soir au camp, mais il est allé de suite se coucher. Le matin, au réveil, on ne l'a pas trouvé ; ses camarades, inquiets, envoient à sa recherche et il est trouvé à une quinzaine de kilomètres de là, dévêtu, nu-tête, au milieu de paysans qui viennent de le retirer d'une mare où il était plongé jusqu'au cou. A ce moment Va... est en plein délire. L'acuité et la persistance des troubles nécessitent l'internement le 6 juin.

A ce moment, Va... présente un accès d'agitation maniaque très intense avec désordre dans les propos, dans les idées et les actes, quelques idées délirantes de caractère religieux et érotique, pas d'hallucinations.

Dès le 9 juin, l'agitation cesse et l'on peut converser avec le malade qui nous fournit des renseignements détaillés sur ses antécédents. Il a perdu le souvenir des événements qui se sont passés depuis le milieu de la journée du 1er juin jusqu'au lendemain au moment où il a été retrouvé par ses camarades ; le souvenir de ce qui s'est passé pendant l'accès d'agitation du 2 au 8 est confus, mais persiste.

Les troubles psychiques présentés par Va... semblent bien résulter de l'insolation qu'il a subie le 1er juin ; la céphalée prémonitoire, l'amnésie, l'intensité des réactions maniaques sont suffisamment caractéristiques et cette observation paraît, au prime abord, un cas typique de psychose d'insolation.

Quand on interroge avec soin Va..., qui est un garçon intelligent et porté à s'observer, on apprend des faits nouveaux qui viennent troubler la netteté du cas.

Va... a sa mère internée depuis quinze ans pour une démence paranoïde ; il se déclare lui-même psychopathe et obsédé par la peur de devenir fou. Quelques semaines avant ses vingt-huit jours, il a eu de très gros ennuis ; la maison où il travaillait a été déclarée en faillite et les espérances qu'il avait fondées pour son avenir se sont évanouies. A la même époque il a eu une déception amoureuse et il se rend compte maintenant qu'elle a été provoquée par sa propre attitude qui était des plus étranges. Il a fait, en effet, à l'occasion de ses relations amicales avec une jeune fille, une foule d'interprétations qu'il reconnaît maintenant comme délirantes et qui le sont, en effet. Ces interprétations l'ont amené à des réactions violentes vis-à-vis de tiers et la jeune fille, effrayée, a rompu les relations.

Renseignements pris, Va..., en effet, quelques semaines avant ses vingt-huit jours, a traversé un véritable accès de délire de jalousie à base d'interprétation, il était dans un état nerveux qui inquiétait son entourage sans qu'on ait pensé à l'existence d'un délire véritable, puisque le départ pour la période d'exercice a été conseillé par le médecin.

Quoi qu'il en soit, nous voyons dans cette observation que, si l'insolation a eu une action évidente sur l'éclosion des troubles mentaux, par contre elle s'est exercée sur un terrain prédisposé par l'hérédité et par la constitution psychopathique ; en outre, elle a été renforcée par l'intervention de multiples facteurs nerveux.

OBSERVATION 22. — Dans le même moment que Va..., le brigadier d'artillerie Sa... entrait dans notre service pour des troubles mentaux qui s'étaient développés dans des conditions assez analogues. Sa... appartient à une famille où il n'existerait pas de tares névropathiques. Il ne présente aucun antécédent personnel digne d'être noté. Le 10 juin, au cours d'exercice par une très grande chaleur, Sa... perd connaissance et tombe de cheval ; on le ramène à lui et il est mis dans la voiture d'ambulance où il a une nouvelle perte de connaissance. Conduit à l'hôpital, il semble aller mieux, reprend conscience, souffre seulement beaucoup de la tête. Le troisième jour apparaissent des idées de persécution avec des hallucinations de la vue, du goût et de l'odorat qui entraînent des réactions violentes. Bientôt l'état devient tel que le malade est transféré à Charenton le 17 juin.

A ce moment, le malade présente des idées délirantes mal systématisées de persécution et de grandeur avec réactions maniaques très vives, mais sans hallucinations bien nettes et sans trouble notable de la conscience. Cet état se prolonge sans changement bien appréciable jusqu'en octobre ; à ce moment, en une quinzaine, Sa... redevient calme et sans délire. Il a gardé un souvenir intact de tout ce qui s'est passé depuis son insolation ; il porte un jugement exact sur son délire, mais nie toutes hallucinations, sauf celles du début, alors qu'il était à l'hôpital militaire et qui affectaient la vue, l'odorat et le goût.

Dans cette observation, nous voyons bien des troubles mentaux succéder à une insolation, mais ces troubles se présentent avec des caractères qui ne permettent pas de les différencier d'un accès de délire polymorphe, tel qu'on l'observe indépendamment de toute cause appréciable chez les dégénérés. Bien qu'ici la tare dégénérative n'apparaisse pas tout d'abord, il serait imprudent de considérer le cas comme un type pur de psychose d'insolation, car le caractère confusionnel habituel a fait complètement défaut.

Il n'y a pas lieu de nous occuper ici de la *psychose hallucinatoire aiguë*, non plus *que des psychoses de l'involution sénile*. Celles-ci apparaissent à un âge où l'on n'appartient plus à l'armée, sauf dans les grades supérieurs. Nous les avons vues à deux reprises se développer, comme il arrive souvent dans le milieu civil, peu de temps après la mise à la retraite. Il semble bien que le changement d'existence, l'impossibilité de satisfaire des habitudes anciennes de travail, le désintérêt, la perspective de la vieillesse et de la fin prochaine, jouent un certain rôle dans l'éclosion de ces maladies ; on retrouve ces facteurs moraux dans toutes les carrières.

Folie maniaque dépressive

La folie maniaque dépressive offre parfois des particularités médico-légales intéressantes. Il va de soi que lorsque la folie périodique se traduit par un accès maniaque ou mélancolique franc, le caractère pathologique des manifestations ne peut faire de doute et le malade sort de l'armée. Nous avons ainsi observé trois officiers mis en réforme par suite de folie circulaire. Mais il n'en est pas toujours ainsi ; il faut savoir que certains accès maniaques (hypomaniaques) se réduisent à une suractivité intellectuelle avec perversion morale et instabilité motrice ; de même certains accès mélancoliques se différencient peu de la simple tristesse avec nonchalance. Dans ces conditions, on conçoit combien aisément la nature morbide de ces réactions est peu évidente pour l'entourage et combien aisément elles sont mises sur le compte d'anomalies du caractère et de la conduite, justiciables de la répression.

Les accès hypomaniaques sont tout particulièrement méconnus. Il est de prime abord bien difficile de considérer comme malade un sujet dont les facultés syllogistiques sont intactes, bien plus, s'exercent avec une activité réelle, et chez lequel on constate seulement une exagération du sentiment de la personnalité, une exaltation des passions et des instincts, des tendances malveillantes et malfaisantes. Pour apprécier comme morbide un état qui, chez bien des individus, existe toute la vie en tant que constitution psychique, il faut pouvoir le comparer à l'état habituel, il faut avoir cette notion qu'il s'agit là de manifestations contrastant avec le caractère antérieur et transitoires. En fait, c'est souvent ce dernier élément d'appréciation, l'alternance, qui seule permet de reconnaître l'état pathologique, mais quand on le possède, il arrive qu'il est trop tard, que des sanctions ont déjà été prises.

Les erreurs sont d'autant plus faciles que les accès hypomaniaques se produisent parfois comme première manifestation de la folie maniaque dépressive et que la périodicité des troubles est encore ignorée du malade et de son entourage. Plus tard, à l'occasion d'un accès maniaque ou mélancolique franc, faisant un retour en arrière dans le passé, on se rend compte que les anomalies de la conduite étaient déjà sous la dépendance d'un trouble mental, évident maintenant. Notre observation est très démonstrative à ce sujet.

Pour se mettre à l'abri, dans la mesure du possible, des causes d'erreurs d'interprétation, il faut considérer comme suspects les changements brusques dans la conduite et la moralité des individus. L'attention étant éveillée par le contraste entre l'état actuel et l'état habituel, on recherchera dans le passé si des alternances plus évidentes se sont déjà produites, et parfois des manifestations pathologiques flagrantes permettront de reconnaître l'existence de la folie périodique.

La dépression simple comporte beaucoup moins que l'hypomanie de considérations médico-légales ; d'ailleurs, les déprimés ne pèchent guère que par omission et ils sont plus vite reconnus comme malades et confondus avec les neurasthéniques.

OBSERVATION 23. — Dé..., 21 ans, engagé volontaire, soldat d'infanterie, est entré à Charenton en août 1905. Le père de Dé..., à la suite d'une hémiplégie, a présenté des troubles mentaux légers pendant les huit derniers mois de sa vie. Dé..., jusqu'à 17 ans, s'est bien comporté ; à cet âge, au moment où il allait passer son baccalauréat et alors qu'il présentait des chances d'être reçu, étant un assez bon élève, il quitte le collège, déclare qu'il est fatigué et rentre chez lui. Ses parents le laissent faire, car pour l'avenir commercial qui lui est réservé, on juge les examens inutiles. Dé... vit alors chez son frère qui a repris la maison paternelle. Il aurait été, à la même époque, débauché par une femme beaucoup plus âgée que lui ; quoi qu'il en soit, il se livre à de grands excès génésiques et, dans le même moment, comme il est émancipé, des aigrefins abusent de sa faiblesse et de son ignorance pour lui soutirer de l'argent. Sa conduite désordonnée lui suscite des reproches de la part des siens ; au cours d'une scène, il menace sa belle-sœur d'un revolver. Quelques jours plus tard éclate un accès maniaque franc qui nécessite son internement dans une maison de santé. L'accès de manie fut très violent et dura quatre mois. Une fois guéri, Dé..., qui avait alors 19 ans, est envoyé en Allemagne pour apprendre la langue ; sa conduite est normale, mais il paraît plutôt déprimé. Cinq mois après sa sortie de la maison de santé, pour assurer sa guérison, on l'engage pour trois ans dans un régiment où un ami de la famille est capitaine. La première année Dé... se conduit parfaitement et passe pour un excellent soldat. Sur ces entrefaites, le capitaine, qui s'intéresse à lui, change de garnison ; on remarque que Dé... se transforme, il s'imagine que les sous-officiers cherchent à lui nuire ; pour protester, il se livre à des frasques, devient indiscipliné, enfin, un jour, vole le porte-monnaie d'un camarade. Sa conduite, à ce moment, les explications qu'il fournit, la connaissance de ses antécédents éveillent l'attention de ses chefs et il est envoyé en observation à l'hôpital, d'où il est transféré à Charenton.

Pendant quelques semaines, Dé... est dans un état d'excitation maniaque des plus évidents ; il cause sans discontinuer, fait toutes sortes de projets, vante ses succès auprès des femmes, écrit des poésies ridicules, invente un moteur à pétrole, se livre à toutes sortes de plaisanteries de mauvais goût, bref, se rend à ce point insupportable qu'il faut l'isoler. Bientôt cet état maniaque s'atténue. Dé... réagit à la manière d'un déséquilibré pervers, amoral ; si à ce moment on ignorait ses antécédents et la crise aiguë qu'il vient de traverser, il serait difficile de le considérer comme irresponsable. Il va jusqu'à prétendre et se vanter qu'il a simulé la folie, son orgueil et sa satisfaction de lui-même sont tels qu'il préfère passer pour simulateur plutôt qu'aliéné ; il semble ne pas voir, ne pas comprendre les conséquences qu'auraient pour lui ses déclarations si elles étaient acceptées et il donne là une nouvelle preuve de son déséquilibre.

L'état hypomaniaque va en s'atténuant les mois qui suivent, l'excitation intellectuelle trouve à se satisfaire dans la vie intérieure du service ; Dé... est devenu le boute-en-train des malades de l'établissement comme en 1903 il l'était des bourgeois de sa petite ville. Le désir de sortir ne lui vient que lorsque l'agitation est complètement tombée et, à ce moment, il est mis en liberté.

OBSERVATION 24. — Bix est le fils d'un distillateur ; une de ses sœurs est épileptique. Jusqu'à l'âge de 15 ans, il s'est comporté comme un enfant normal, intelligent et studieux. A ce moment, des céphalées très vives interrompent ses études et dans son désœuvrement il commet des excès de boisson.

Quelques mois plus tard éclatent des accidents psychopathiques aigus, mis dans le moment sur le compte de l'alcoolisme et qui nécessitent l'internement pendant plusieurs semaines.

A 18 ans, Bix s'engage dans les chasseurs d'Afrique. Sa conduite, pendant les premiers mois, ne prête d'abord à aucune critique, puis il devient indiscipliné, commet des fautes continuelles, si bien que, très rapidement, il atteint le maximum de jours de prison. Il est alors envoyé dans les compagnies de discipline et en garnison dans le Sud. Pendant plusieurs mois, sa conduite reste aussi mauvaise ; non seulement il est puni par ses chefs, mais l'étrangeté de ses façons, ses allures arrogantes le rendent antipathique à ses camarades qui se moquent de lui ; il devient le pitre et la tête de Turc de la chambrée ; malgré tout, son humeur reste gaie.

Brusquement à l'exaltation intellectuelle, à l'instabilité motrice, aux perversions du caractère fait suite un état dépressif des plus nets. Bix devient timide, peureux, tremblant au premier mot et au premier geste ; il garde le mutisme, il s'isole et bientôt il cesse de s'alimenter d'une manière normale ; il ne prend plus que du café, du lait et son vin. Peu à peu l'état général se ressent du manque de nourriture, la faiblesse devient très grande. On le charge d'un travail facile, celui de l'aiguillage des wagonnets sur une voie ferrée. Son sergent a des attentions bienveillantes pour lui, il lui offre de bons morceaux, lui prépare des friandises pour le décider à manger. Mais Bix n'est pas considéré comme malade, car son raisonnement est juste ; on voit dans sa conduite une conséquence de la nostalgie et de l'anémie coloniale. Enfin un jour, après six mois d'état mélancolique sous des influences indéterminées, des hallucinations de la vue se produisent, le malade voit du sang, on va le fusiller, etc. ; l'anxiété devient extrême et des tentatives de suicide sont continuellement effectuées. Bix est alors conduit à l'hôpital militaire. L'accès s'y termine assez vite et on le réforme.

Revenu dans sa famille, Bix présente aussitôt un nouvel accès maniaque alors nettement caractérisé par le désordre des actes. Il est interné à Clermont. Six mois plus tard environ, un accès mélancolique se produit et dès lors la folie circulaire déroule régulièrement son cycle.

Bix est à Charenton depuis 1905 ; régulièrement il a six à sept mois d'état maniaque suivi d'une période sensiblement égale d'état mélancolique. L'état maniaque se caractérise par de la loquacité, de l'instabilité motrice, de l'irritabilité, de l'humeur, des tendances agressives. Les facultés syllogistiques sont conservées, souvent même exaltées : le malade est plaisant, moqueur, mais il devient facilement grossier et violent. Il travaille, mais d'une manière désordonnée ; sa tenue est très négligée, il recherche le tabac et les boissons alcooliques. C'est surtout la turbulence nocturne qui rend nécessaire l'internement.

En quelques jours, l'état hypomaniaque cède la place à la dépression. Bix devient taciturne, puis muet, il cesse de fumer, s'isole, demande à coucher en dortoir près de la chambre de l'infirmier ; il ne veut pas se déshabiller dans la crainte d'une agression ; il se montre poli, timide, scrupuleux, inquiet. Malgré tout, il conserve quelque activité et s'efforce de rendre des services.

On voit combien chez ce malade les phénoménes psychopathiques sont atténués et l'on comprend facilement qu'au début, il y a quinze ans, l'existence de la maladie mentale soit passée inaperçue ; malgré l'accès antérieur qui, d'ailleurs, devrait être ignoré, la circularité des troubles psychiques n'était pas encore nettement établie.

Délires systématisés

Nous avons observé trois cas de délire systématisés chez nos militaires, tous les trois chez des officiers, ce qui tient à l'âge où se développent le plus habituellement ces psychoses.

Nécessairement, les habitudes et les préoccupations professionnelles jouent un rôle dans le délire. Au début de la maladie, alors que le désordre mental n'apporte pas encore un obstacle absolu à la vie sociale, les réactions anormales en rapport avec le délire sont l'occasion, de la part de l'entourage, d'erreurs de jugement qui peuvent avoir des conséquences sérieuses. L'un de nos malades fut ainsi, après diverses punitions, déplacé disciplinairement à cause de son attitude auprès de ses camarades. Les idées de persécution peuvent entraîner d'autre part des actes dangereux, violences, provocations, plaintes injustifiées, etc. ; le lieutenant X... provoqua de la sorte plusieurs officiers en duel pour des offenses imaginaires.

En général, dans les délires systématisés, la nature morbide des déterminations apparaît assez vite et les malades sont traités en conséquence.

Délires de revendications

Les délires de revendications, très voisins des délires systématisés, ne prêtent pas davantage à des considérations particulières, du fait de leur éclosion chez les militaires. Cette forme délirante doit être d'ailleurs très rare dans l'armée, car elle se développe chez des sujets dont originairement le caractère indépendant, ennemi de toute autorité, insociable, n'a pu se plier aux exigences disciplinaires de la vie militaire. Volontairement aussitôt qu'ils le peuvent, ces déséquilibrés quérulents sortent de l'armée. Y..., ancien sous-lieutenant d'artillerie, brisa ainsi dès le début sa carrière, et il est actuellement interné dans le service pour un délire type de revendication.

Obsessions. Phobies. Impulsions

Les obsessions, les phobies, les impulsions, n'éclosent et surtout n'acquièrent une importance pathologique réelle que sur le terrain de la dégénérescence mentale, dont elles mettent, en somme, l'existence en évidence

Les obsessions hypocondriaques sont d'observation particulièrement fréquente ; elles apparaissent souvent chez de jeunes soldats et les exposent à des punitions, lorsqu'elles sont confondues avec la simulation. Cette confusion est aisée quand l'obsession hypocondriaque se produit chez les débiles qui ne savent pas s'analyser ni exposer au médecin l'état d'esprit dans lequel ils se trouvent et qui conditionne leur état morbide. Ces *minus habens* se contentent de l'affirmation pure et simple, sans commentaire, de leur idée hypocondriaque, et comme il n'existe aucun signe physique en rapport et que l'état émotionnel concomitant n'est pas toujours évident, des erreurs sont facilement commises.

L'obsession zoopathique, avec le délire qu'elle entraîne, est une des plus communes et des plus faciles à reconnaître.

OBSERVATION 25. — Ly..., 24 ans, garçon de ferme, est un ancien pupille de l'Assistance publique. Ses parents, cultivateurs, sont morts alors qu'il était en bas âge. Ly... a une instruction très rudimentaire, il sait à peine lire et écrire. De caractère peu sociable, il n'a jamais vécu en bonne intelligence avec ses nourriciers, non plus qu'avec ses frères et sœurs qui lui reprochent d'être déséquilibré et de se livrer à la boisson.

Incorporé dans un régiment d'infanterie, il se trouve heureux et les premiers mois d'instruction se passent sans incidents. En juillet, pendant sa deuxième année, il éprouve des malaises divers qui disparaissent par l'ingestion d'aliments et de boisson. Pendant trois semaines, il endure sans se plaindre des souffrances qu'il dit terribles, puis va consulter le major qui ne le reccnnaît pas malade ; dès lors, tous les jours, il veut aller à la visite. Un soir, il rentre en retard et en état d'ébriété ; comme le sergent lui inflige une punition, il répond d'une manière insolente. Le capitaine se rend compte de son état d'esprit et l'envoie à l'hôpital. Il est tout d'abord considéré comme suspect de simulation, mais au bout de quelques semaines d'observation on le transfère à Charenton avec le diagnostic de mélancolie.

Dans notre service, Ly... réagit à la manière d'un débile atteint d'obsessions et de phobies hypocondriaques ; son anxiété, ses plaintes augmentent au fur et à mesure qu'on l'interroge ; bientôt il fond en larmes en déclarant qu'il va mourir. Il s'imagine n'avoir plus de sang, déclare que son amaigrissement devient extrême, qu'il n'est plus qu'un squelette, qu'il ne mange plus rien. Il suffit d'attirer l'attention de Ly... sur un endroit du corps pour qu'aussitôt il s'en plaigne. Interrogé sur les causes de son état, il déclare qu'il a un ver solitaire dans le corps, prétend avoir vu les anneaux dans ses déjections, il les examine chaque fois avec minutie. Ce ver lui ruine la santé et le conduit au tombeau.

Ly... est, au contraire, dans un état physique florissant, il s'alimente très bien, repose la nuit, augmente de poids. Quand on lui fait remarquer quelles contradictions existent entre la réalité et ses craintes, il se met en colère et devient menaçant, déclare qu'on veut sa mort, demande qu'on lui ouvre le ventre pour s'assurer de ses dires. « Ce n'est pas lui qui augmente de poids, mais le ver qui le ronge. » Toute la journée Ly... reste au lit, observant ce qui se passe sans causer à ses voisins ; il ne se plaint jamais autant qu'en présence du médecin ou quand il se sent observé.

Cette attitude de Ly..., l'invraisemblance de ses

craintes étant donné son état de santé, la facilité avec laquelle il accepte toute suggestion tendant à augmenter l'énoncé de son délire, éveillent évidemment l'idée d'une simulation, mais on la repousse quand on considère que les réactions de ce malade sont identiques à celles de tous les débiles atteints du délire de zoopathie. Un simulateur ne réclamerait pas avec une telle insistance, pour être délivré, l'opération redoutable de la laparotomie ; il serait heureux d'être interné et d'obtenir ainsi sa mise en réforme ; Ly..., au contraire, proteste de son intégrité mentale, déclare que c'est une méprise abominable, demande à rentrer à son régiment.

On ne doit pas ignorer que tous les hypocondriaques acceptent volontiers les suggestions cadrant avec leurs idées délirantes ; de même ils ont tous tendance à exagérer leurs plaintes dès qu'on s'intéresse à eux.

L'état de Ly... ne fit que s'aggraver pendant trois mois ; à plusieurs reprises il essaye de se tuer et, en particulier, de s'ouvrir le ventre pour tuer le ver. Pour démontrer qu'il n'était plus qu'un cadavre, il s'écorchait la peau et s'arrachait les poils, bien qu'il ne fût pas analgésique. A aucun moment, d'ailleurs, ce malade ne présenta de symptômes hystériques.

Vers le sixième mois de l'internement, l'obsession hypocondriaque disparut ; Ly... n'émit plus aucune idée délirante et se comporta d'une manière normale, mais il prétendait toujours que ses plaintes anciennes étaient fondées. Dans cette persistance à affirmer qu'il ne s'était pas trompé, il faut voir une marque de la profonde débilité mentale dont ce sujet est atteint.

L'impulsivité des débiles et des déséquilibrés explique un grand nombre des délits auxquels ils se livrent : refus d'obéissance, injures, violences.

Il est toujours très difficile de déterminer si la tendance à l'acte incriminé a été ou non irrésistible ; il faut user d'un moyen d'appréciation indirect qui est de mesurer le degré de la tare dégénérative.

Indépendamment de toute théorie sur le libre arbitre et de toute déduction pratique sur les modes de répression, il faut reconnaître que dans l'armée, comme dans le civil, les groupements où les tares intellectuelles dégénératives sont les plus fréquentes sont en même temps ceux où les délits de caractère impulsif sont les plus habituels. Il appartient donc aux médecins de mettre en évidence la nature spéciale de l'état mental de ces délinquants et de montrer que leur responsabilité se trouve atténuée par suite du déséquilibre qui préside à tous leurs actes.

Dans notre observation 19, nous avons donné un exemple où l'on voit quelle part les obsessions et les impulsions jouent dans la vie de ces dégénérés.

Délires polymorphes

Les délires polymorphes comptent pour une assez forte proportion dans la morbidité psychiatrique de l'armée. Nous les avons trouvés 8 fois chez nos 101 malades. Tous ces délires se sont développés à la faveur de la débilité ou du déséquilibre mental et à l'occasion de facteurs divers dont le milieu militaire est plus ou moins responsable (incorporation, brimades, fatigues, surmenage, emprisonnements, etc.).

L'intensité habituelle des manifestations psycho-pathiques dans les délires polymorphes rend généralement très facile leur reconnaissance. Parfois leur éclosion vient démontrer surabondamment la dégénérescence mentale des individus qui en sont atteints ; un certain nombre de cas appartiennent ainsi à la folie pénitentiaire.

TROISIÈME PARTIE

CHAPITRE SIXIÈME

Les maladies mentales dans l'armée au point de vue médico-administratif, médico-légal et prophylactique. — Le côté administratif de la question : De l'aliénation mentale en tant qu'infirmité contractée dans le service (Observation 26).

Dans la troisième partie de notre travail, nous nous proposons tout d'abord d'examiner quelles relations, chez les militaires, peuvent exister entre les maladies mentales et certains actes délictueux ou criminels ; nous verrons en même temps qu'il arrive que ces relations échappent aux yeux de ceux-là mêmes qui sont chargés d'apprécier, de juger et de punir.

En second lieu, de la présence dans l'armée de nombreux aliénés et de la notion établie et admise des inconvénients et des dangers qui en résultent, nous déduirons la nécessité d'effectuer une sélection sévère au point de vue mental, et nous indiquerons par quel moyen on peut l'établir.

Avant d'aborder ces questions, qui se rattachant à l'étude de la criminalité et de la prophylaxie, qu'il nous soit permis de consacrer quelques lignes à un sujet médico-administratif : nous voulons parler des droits aux gratifications, pensions et retraites des militaires devenus aliénés.

De l'aliénation mentale en tant qu'infirmité contractée dans le service

L'étude médico-légale du droit aux gratifications, pensions et retraites des militaires devenus aliénés, se limite à la question des rapports de causalité qui peuvent unir le développement de la folie avec le service militaire.

Qu'il s'agisse d'un homme de troupe atteint d'aliénation mentale ou qu'il s'agisse d'un officier aliéné ayant successivement épuisé les délais admis de congé et de « non-activité pour infirmité temporaire », il arrive un moment où s'impose l'application d'une mesure de radiation de l'armée.

A ce sujet, remarquons que la durée de 3 années accordée à la période de « non-activité pour infirmité temporaire », tout en étant habituellement assez longue pour juger de la curabilité d'un état morbide, peut être parfois à peine suffisante, quand il s'agit d'accidents psychopathiques. Ces cas sont assurément l'exception, mais le médecin doit penser à la possibilité de leur existence lorsqu'il est appelé à délivrer le certificat d'incurabilité.

Quand il subsiste quelques doutes sur le pronostic de la maladie, le ministre peut, par mesure exceptionnelle, prolonger la durée de la « non-acti-vité ». C'est là un tempérament qui, dans quelques cas, d'ailleurs très rares, répond à une utilité réelle.

Dans l'observation suivante, on verra un officier qui, après avoir présenté pendant plus de deux ans les troubles les plus graves, guérit juste au moment où il allait être mis en réforme.

Observation 26. — Fav..., 27 ans, lieutenant d'artillerie, ne présente aucun antécédent morbide, héréditaire ou personnel, digne d'être noté. C'était un homme d'intelligence supérieure à la moyenne ; il a été reçu la même année à Saint-Cyr, à Normale et à Polytechnique.

Pendant les grandes manœuvres, en l'absence de toute infection et de toute intoxication, il est pris brusquement, la nuit, d'un délire hallucinatoire pénible ; le lendemain, il va trouver son colonel et prétend lui donner des conseils ; placé à l'infirmerie, il a un accès maniaque qui nécessite l'internement dans l'asile le plus proche. Trois mois plus tard, il est transféré à Charenton. Fav... est, à ce moment, très agité, manifeste des idées délirantes polymorphes et des hallucinations ; il cherche à se tuer par tous les moyens.

Après six mois, l'agitation motrice diminue, mais les idées de persécution tendent à se systématiser ; les réactions mélancoliques sont toujours très actives ; le malade refuse l'alimentation, on doit le nourrir à la sonde ; il est coprophage, trichotillomane, ne garde aucun vêtement et fait des tentatives continuelles de suicide ; il est, enfin, sujet à des impulsions violentes qui le rendent particulièrement dangereux.

Cet état dure pendant deux ans. L'incohérence des idées, les stéréotypies, la malpropreté, les tendances destructrices automatiques, faisaient craindre déjà la chronicité quand, rapidement, le calme succède à l'agitation, les idées délirantes disparaissent, les actes cessent d'être désordonnés, la tenue redevient correcte. Après trois ans d'internement, le malade peut être remis en liberté et rentrer dans l'armée. Fav..., qui était un homme supérieurement doué et appelé au plus brillant avenir, n'a plus maintenant qu'une intelligence médiocre, mais depuis quatre ans il remplit d'une manière suffisante ses obligations professionnelles.

Cette digression au sujet de la durée de la période de non-activité étant terminée, il arrive un moment, disions-nous, où la radiation des militaires devenus aliénés s'impose. Sous quel mode va-t-elle se faire ? Si le malade n'a pas droit à la retraite, va-t-il être réformé, ou bien a-t-il droit à une pension ? Autrement dit, l'infirmité dont il est atteint est-elle imputable au service ?

Il appartient au « Comité technique de santé » de porter cette appréciation en dernier ressort. « Le Comité technique de santé a seul qualité pour juger, au point de vue médical, du rapport existant entre la nature de l'infirmité et la cause indiquée pour la justifier, ainsi que pour déterminer la concordance entre les désordres fonctionnels, tels qu'ils sont décrits dans les certificats médicaux, et les conclusions posées par les experts. » Mais ce tribunal apprécie les faits sur les pièces établies par les experts et ceux-ci sont tenus : 1° « de décrire les blessures et les infirmités, conformément aux prescriptions de l'instruction du 23 mars 1897 » ;

2° « D'indiquer jusqu'à quel point elles sont ou peuvent être, médicalement parlant, les effets des causes spécifiées dans les documents joints à la demande en vertu des articles 4, 5, 6 et 7 du règlement d'administration publique... » En somme, dans des formules obligatoires, les experts doivent indiquer si l'aliénation mentale est une conséquence du service militaire.

Il est une série de faits où des conclusions positives sont aisées, lorsque, par exemple, comme dans nos observations 9 et 10 la maladie mentale est d'une manière évidente sous la dépendance directe, immédiate d'un accident du service et surtout d'un traumatisme. On peut alors, dans les faits de ce genre, suivre et rétablir sans difficulté le rapport de cause à effet.

Il en est de même quand les troubles mentaux sont nettement consécutifs à une insolation (Observation 11) ou bien encore (affaiblissements psychiques post-infectieux) quand ils dépendent de maladies qui tiennent aux conditions climatériques auxquelles le malade est professionnellement exposé, paludisme, dysenterie, etc.

Inversement, des conclusions négatives s'imposent tout aussi naturellement, quand l'affection mentale observée se développe indépendamment de tout facteur extérieur à l'individu ; quand il s'agit d'une de ces psychoses constitutionnelles dont nous avons parlé (folie maniaque dépressive, délires systématisés, délire de revendication, etc.) ou bien encore quand il s'agit d'une psychose d'involution (démence sénile, mélancolie présénile, démence précoce).

Mais trop souvent le problème médico-légal est d'une solution beaucoup moins commode parce que dans l'éclosion du trouble mental sont intervenus divers facteurs, les uns imputables au service, les autres indépendants.

On sait quel rôle important, souvent même capital, joue la prédisposition dans l'étiologie des maladies mentales, mais, dans l'espèce en cause, n'a-t-elle pas été sortie de l'état latent par l'intervention active de facteurs dépendant de la vie militaire ?

En pratique, on a très souvent à déterminer quelles sont les causes de la paralysie générale. Dans cette maladie, la prédisposition et la syphilis s'associent fréquemment, chez les militaires, aux infections coloniales, au surmenage professionnel et aux traumatismes (Observations 16, 17).

« Peut-on affirmer dans certains cas que le traumatisme a créé la paralysie générale ?... Pour répondre à cette question, il importe de distinguer le point de vue scientifique et le point de vue pratique ou médico-légal.

Au point de vue scientifique, nous estimons que la paralysie générale ne se développe pas en l'absence d'une prédisposition conceptionnelle ; en conséquence, nous considérons que le traumatisme, de même que la syphilis, l'alcoolisme, le surmenage, etc., est incapable de créer à lui seul la paralysie générale. A notre avis, au point de vue scientifique, si un traumatisé fait une paralysie générale, c'est qu'il était prédisposé.

En se plaçant au point de vue médico-légal, nous n'avons pas à nous préoccuper de déterminer si le traumatisme *a créé* la paralysie générale ; la question se réduit à savoir si le traumatisme *l'a occasionnée*. Et quand le magistrat demande à l'expert si le traumatisé présentait une prédisposition à la maladie cérébrale dont il est atteint, il ne pose pas une question de doctrine, il ne demande pas (qu'on nous passe l'expression) s'il existe une *prédisposition scientifique*, il entend tout simplement demander s'il existait chez le malade, antérieurement à l'accident, des signes précis permettant de prévoir à une échéance plus ou moins rapprochée et en *dehors de tout traumatisme*, l'éclosion de la maladie cérébrale aujourd'hui existante. Ajoutons que le magistrat ne peut pas demander autre chose ; ajoutons qu'un médecin peut reconnaître l'existence de la paralysie générale, mais que rien, jusqu'à ce jour, ne lui permet de prévoir cette affection.

D'ailleurs la prédisposition ne suffit pas pour faire la maladie : beaucoup sont prédisposés à la folie, qui ne deviennent pas fous ; beaucoup sont prédisposés à l'épilepsie qui ne deviennent pas épileptiques ; beaucoup sont prédisposés à la tuberculose qui ne deviennent pas tuberculeux, etc., parce que leur manière de vivre les met à l'abri de la cause déterminante. Et si un jour le traumatisme devient cette circonstance déterminante, nous dirons qu'il sera entièrement responsable, au point de vue médico-légal, de l'éclosion de la maladie, tuberculose, épilepsie, paralysie générale, etc.

Est-ce à dire que la prédisposition, que nous appellerons médico-légale pour l'opposer à celle que nous avons qualifiée de scientifique, ne puisse pas exister ? Ce serait une erreur de le croire. Voici une hystérique avérée qui, à la suite d'un accident de chemin de fer, a présenté de l'hystéro-traumatisme ; il est évident que dans ce cas la prédisposition existait réellement, non seulement au point de vue scientifique, mais au point de vue médico-légal.

Cette prédisposition médico-légale peut, en particulier, être affirmée pour les maladies à rechute, comme, par exemple, l'hystérie, la mélancolie, etc., quand antérieurement leur existence a été constatée. Mais il est d'autres maladies, dont la paralysie générale, pour lesquelles l'expert ne peut jamais répondre affirmativement au magistrat qui lui demande s'il existait de la prédisposition.

On vient de voir qu'au point de vue médico-légal il fallait faire abstraction, non pas des données, mais des hypothèses scientifiques. Sur ce point, tous les experts sont d'accord et les partisans de la nature syphilitique de la paralysie générale et ceux qui, comme nous, en sont les adversaires les plus convaincus, peuvent fort bien s'entendre et arriver aux mêmes conclusions quand il s'agit d'apprécier, au point de vue médico-légal, un cas de paralysie générale survenu après un traumatisme (Joffroy et Roger Mignot). »

L'opinion exprimée dans les lignes ci-dessus semble bien d'accord avec celle du législateur. La paralysie générale fait partie du tableau de « la classification des blessures ou infirmités ouvrant des droits à la pension suivant les catégories fixées par les lois des 11 et 18 avril 1831 ». Elle est placée, selon son degré, aux 4ᵉ et 5ᵉ classes.

A la 4ᵉ classe appartient également « l'altération grave des fonctions cérébrales (abolition de la mémoire, de la parole, imbécillité, démence, aliénation mentale, etc.), résultant de blessures de la tête, congestion, insolation, méningo-encéphalite, fatigue du service, etc. ». Le législateur a ainsi indiqué qu'il comprenait bien que certains cas d'aliénation mentale pouvaient être imputables au service.

Les médecins-experts, tout en montrant le rôle qu'a pu jouer la prédisposition, doivent donc mettre en valeur, quand il y a lieu, l'influence des circonstances extérieures dépendant du service. L'étiologie des maladies mentales n'est pas, à l'heure actuelle, suffisamment établie scientifiquement pour qu'on puisse négliger, lorsque l'interprétation est douteuse, de signaler tous les éléments nécessaires à l'appréciation du cas qui est en cause.

A cette occasion, nous ne pouvons manquer de signaler la négligence surprenante de la plupart

des officiers à faire constater et enregistrer les accidents graves ou les maladies dont ils sont victimes.
Que de fois nous avons vu, en particulier, des paralytiques généraux, ayant subi des traumatismes
craniens graves, accompagnés de signes de com-
mction cérébrale, qui n'avaient pas fait établir au
moment « le certificat d'origine » réclamé plus tard
au moment de la régularisation de leur situation
militaire. Nous savons que ce certificat peut être
établi après coup, mais c'est toujours, alors, plus
difficile et parfois même les témoins ont disparu.

CHAPITRE SEPTIÈME

Les délits militaires en rapport avec l'aliénation mentale : Insoumission (Observations 27 et 28) ; inobservance des règlements, refus d'obéissance, outrages, violences; absences illégales, désertion (Observations 29 et 30).

Les délits militaires
en rapport avec l'aliénation mentale

On peut, sans exagération, prétendre que le service militaire est une véritable pierre de touche de l'équilibre cérébral. La brusque transformation des conditions d'existence, les rigueurs de la discipline, les nouvelles habitudes organiques et mentales qui doivent être contractées, nécessitent des aptitudes à l'adaptation que seul habituellement possède l'homme intellectuellement normal.

La personnalité des sujets tarés cérébralement résiste avec peine à une pareille épreuve, et parfois quand la prédisposition est trop forte ou quand s'adjoignent d'autres facteurs morbifiques (infecticns, intoxications, surmenage, etc.), des accidents psychopathiques éclatent.

Mais les dégénérés, en particulier les débiles et les déséquilibrés, ne signalent pas seulement par des maladies mentales leur défaut d'aptitude à l'adaptation ; ils le traduisent encore en se livrant à des actes délictueux, c'est-à-dire à des faits en désaccord avec les conventions, les règlements et les lois nécessaires à tout groupement organisé. Plus les conventions sont étroites, les réglementations strictes et les lois nombreuses, plus ces inadaptés, ces « insociables » entrent aisément en conflit avec le milieu. Nombre de sujets deviennent à l'armée des délinquants parce que les nécessités militaires entraînent des réglementations nouvelles qu'ils sont inaptes à assimiler et à subir. Tels débiles, tels déséquilibrés qui avaient pu sans trop de heurts se mêler à la vie civile, où les libertés et même les licences ont un large champ d'expansion, deviennent de suite à l'armée des délinquants en raison des obstacles nombreux opposés à leur activité maladroite ou nuisible. C'est qu'en effet, en plus de toutes les lois et réglementations auxquelles sont soumis les citoyens, les militaires doivent en outre se plier à des lois et des réglementations supplémentaires, nécessairement nombreuses et variées.

Nous ne nous occuperons pas ici des infractions contre le droit civil et pénal auxquelles peuvent se livrer les militaires devenus aliénés ; nous ne nous arrêterons qu'aux *délits militaires* qu'il nous a été

donné d'observer chez nos malades, comme conséquence de leur état morbide.

Insoumission

L'insoumission est, par définition, le premier en
date des délits militaires. Les sujets qui commettent
cette infraction méritent souvent d'être considérés
comme des délinquants et traités en conséquence
parce que la débilité mentale ou le déséquilibre
dont ils sont nécessairement tous atteints à quelque
degré, n'est pas tel qu'ils doivent être considérés
comme irresponsables.

Si, au point de vue scientifique, ces sujets sont
des dégénérés, leur tare n'est pas si profonde
qu'elle ne soit justiciable de la pénalité et qu'il faille
en pratique, et en l'absence de tout autre moyen de
protection sociale, renoncer aux mesures de coer-
cition que nous possédons seules actuellement.

Un grand nombre d'anormaux qui, vis-à-vis des
idées de devoir civique, présentent une véritable
idiotie morale, n'en restent pas moins très influen-
çables, à cause de l'intégrité de leur faculté syllo-
gistique, par la crainte des conséquences matérielles qu'entraînerait pour eux une infraction aux
lois. Aussi ce serait une absurdité et la marque
d'une sentimentalité aveugle, que de renoncer vis-à-
vis de tels sujets aux seuls moyens que l'on ait de
leur faire accepter leurs devoirs.

Mais il arrive que chez certains dégénérés, l'in-

suffisance morale, qui aboutit à la méconnaissance
de lois, s'associe avec une telle débilité mentale
que la conscience exacte des faits et de leurs conséquences n'existe plus. Il y a chez certains débiles
et déséquilibrés une telle désharmonie entre leur personnalité et le milieu social, non seulement au point
de vue éthique, mais au point de vue intellectuel,
que l'exemple ou l'intimidation n'ont plus aucune
action : ce sont là de véritables aliénés au sens
propre du mot (*alienus*, étranger).

Il appartient aux médecins-experts de diagnosti-
quer l'existence de cet état morbide et de l'indiquer
aux magistrats militaires.

L'instabilité de l'équilibre mental de ces sujets
est bien mise en évidence par la facilité avec laquelle
ils délirent sous des influences diverses : tantôt à
l'occasion d'infections ou d'intoxications surajoutées (Observations 2 et 32), tantôt à l'occasion de
l'emprisonnement par suite des changements qui en
résultent dans l'état organique et psychique (Observation 27).

Dans une autre catégorie de faits, l'insoumission
est sous la dépendance de perturbations morales
symptomatiques d'une maladie mentale qui va
éclater ou qui est déjà en évolution.

Nous avons insisté ailleurs sur la période médico-
légale prodromique de la démence précoce et nous
avons donné une observation (la 17ᵉ) où l'on voit
que l'insoumission a été l'un des actes délictueux
auxquels s'est livré le malade.

Des troubles dans la sphère morale peuvent également se manifester avant tout trouble appréciable dans le domaine de l'intelligence chez des sujets qui présentent ensuite des troubles psychopathiques divers, mais se rattachant le plus souvent aux psychoses constitutionnelles. La première observation que nous allons rapporter dans un instant est un exemple des faits de ce genre.

Il arrive enfin que l'insoumission tienne à un affaiblissement intellectuel acquis et en particulier aux troubles de la mémoire et à l'indifférence affective qui précèdent parfois de plus ou moins longtemps les manifestations plus apparentes de la paralysie générale. Comme dans notre observation 28, il s'agit toujours alors de militaires appartenant à la réserve ou à la territoriale, en raison des conditions d'âge qui déterminent la méningo-encéphalite chronique.

OBSERVATION 27. — Mu... est resté orphelin à 17 ans et l'aîné de 7 enfants. La dernière année de la vie de ses parents, morts tous deux tuberculeux, c'est lui qui subvenait à leurs besoins par son travail ; il était alors imprimeur et gagnait de très bonnes journées. Resté seul, il continue pendant un an son rôle de chef de famille, mais à ce moment, il fait la connaissance de filles de mauvaise vie, se livre à la débauche et aux excès. Bientôt il place ses plus jeunes frères à l'Assistance publique, les autres vagabondent de leur côté et une de ses sœurs se livre à la prostitution. Pendant qu'il sera à Charenton, l'un de ses frères, qui s'était engagé, désertera et, arrêté, se comportera de telle sorte qu'il est placé dans un pénitencier.

Sa famille étant disparue, Mu... travaille de moins en moins régulièrement et, bientôt, plus du tout ; il est plusieurs fois condamné pour vagabondage spécial, enfin compromis dans une affaire de vol. A ce moment, il fait partie d'une bande de cambrioleurs, donne et reçoit des coups de couteau dont il porte les marques.

Arrêté à l'occasion d'une nouvelle affaire, il profite d'une ordonnance de non-lieu après deux mois de prévention. Mais on reconnaît qu'il est insoumis militaire et il est transféré au Cherche-Midi où son état nécessite son transfert au Val-de-Grâce et, de là, à Charenton.

En reconstituant l'histoire du délire actuel, nous voyons qu'il a débuté, à la Santé, par des hallucinations de l'ouïe qui sont allées en augmentant ; au Val-de-Grâce, le délire a été assez peu net pour qu'il ait fallu six semaines avant que les craintes de simulation se soient dissipées.

Au moment de son placement à Charenton, Mu... présente un délire mal systématisé, à base d'hallucinations, des plus évidents. Il a eu, au Val-de-Grâce, des hallucinations de tous les sens, mais actuellement celles de l'ouïe persistent seules. Elles entretiennent un délire de persécution des plus actifs auquel se mêlent bientôt quelques idées de grandeur. A ce moment, le malade est très dangereux, il fait des menaces terribles, se livre à des violences et effectue avec habileté des tentatives d'évasion.

Les troubles mentaux vont en augmentant pendant six mois environ, puis, peu à peu, ils diminuent à mesure que les hallucinations de l'ouïe disparaissent. Pendant deux mois, alors qu'il n'existe plus d'idées délirantes nouvelles, le malade conserve la conviction de la réalité de son ancien délire et cette conviction persistera jusqu'aux dernières semaines qui précéderont sa sortie. Lorsque le malade eut cessé de s'exciter et qu'il fut possible de l'examiner de près, nous notâmes, tout d'abord, une perte absolue de tout sens moral ; Mu... avait même tendance à exagérer son inconduite et l'importance des délits qu'il avait commis. Au fur et à mesure que l'état mental s'améliorait, Mu... redevenait plus conscient au point de vue moral et promettait de se bien conduire. En même temps, ses réactions se transformaient totalement, sa tenue dans les services était irréprochable et il s'efforçait de rendre des services au personnel. Au moment de son départ, Mu... prit l'engagement de se remettre au travail et, si ses lettres sont sincères, il a tenu sa promesse.

L'accès de délire de persécution à base hallucinatoire avait duré dix mois environ. On peut se demander si les perturbations du sens moral et les actes délictueux consécutifs ne constituent pas une phase prodromique, ayant précédé de deux ans les troubles intellectuels qui ont nécessité ensuite l'internement.

OBSERVATION 28. — Po..., soldat réserviste au 2e régiment d'artillerie coloniale, est un tourneur sur bois de 38 ans qui fit, pendant trois ans, son service militaire en France et aux colonies. Il a été arrêté comme insoumis, ne s'étant pas rendu au corps pour faire ses treize jours. Placé au Cherche-Midi, l'étrangeté de son attitude éveille rapidement l'idée d'un trouble mental et il est placé à Charenton.

Au moment de son internement, Po... reconnaît avoir contracté autrefois la syphilis à Saïgon et se livrer à des excès alcooliques. Il déclare n'avoir pas fait ses treize jours par oubli. L'intelligence du malade n'est pas affaiblie d'une manière notable, le niveau intellectuel est sensiblement celui des gens de son milieu social. Il est, par contre, très satisfait de lui-même et exprime des idées mal coordonnées de persécution et de jalousie. De plus, il existe de l'inégalité pupillaire avec signe d'Argyll-Robertson.

Pendant plusieurs mois, l'état du malade semble aller en s'améliorant, les idées délirantes, évidemment d'origine toxique, disparaissent, il ne subsiste que l'euphorie et l'on pourrait croire qu'il s'agit simplement d'alcoolisme chronique si la ponction lombaire ne révélait l'hyperlymphocytose.

Après six mois environ d'internement, la démence, accompagnée d'idées de grandeur, devient flagrante, en même temps qu'apparaissent les troubles arthrolaliques et calligraphiques.

Le diagnostic de paralysie générale ne pouvait plus donner lieu à aucune discussion.

En somme, nous voyons, dans cette observation, un délit militaire, celui de l'insoumission, se présenter comme un symptôme prémonitoire d'une paralysie générale. La maladie mentale aurait pu échapper à l'observation si l'appoint alcoolique n'avait rendu évident le désordre des facultés en provoquant des idées de persécution et de jalousie.

Inobservance des règlements
Refus d'obéissance

On peut diviser ces délits en deux catégories, suivant qu'ils sont commis d'une manière active ou passive ; ou si l'on veut, en employant la terminologie confessionnelle, suivant qu'il y a faute « par action ou par omission ». (Il va de soi que nous n'envisageons ici que les délits graves, au point de vue militaire, et entraînant des conséquences pénales sérieuses, personne n'étant à l'abri des fautes vénielles.)

Les délits militaires « par action » sont le plus souvent accomplis par ces dégénérés, dont nous avons parlé ci-dessus, qu'il faut considérer comme responsables, en dépit des théories spéculatives, pour ne pas risquer de nuire à l'équilibre de l'édifice social. Chez ces sujets, l'inobservance des règlements est habituelle, elle devient souvent une véritable gageure et les punitions se multiplient à l'infini. Le refus d'obéissance, faute plus grave, les amène devant les tribunaux militaires et ils sont alors le plus souvent envoyés aux compagnies de discipline.

Parmi ces indisciplinés, comme parmi les insoumis, il y en a dont la dégénérescence mentale est si profonde qu'il faut les considérer comme de véritables aliénés. En se plaçant sur le terrain de la pratique, il y a intérêt à éliminer ces sujets de l'armée ; même aux compagnies de discipline, le milieu militaire est une mauvaise école de relèvement pour les anormaux. Nous doutons en outre qu'au point de vue militaire, ces sujets présentent quelque utilité et le milieu où ils sont placés ne peut leur être profitable et, d'autre part, ils sont nuisibles pour ce milieu.

Assurément la distinction entre délinquants rééducables et délinquants incorrigibles n'est pas facile à établir ; les cas limites sont nombreux et les erreurs d'appréciation sont forcément fréquentes.

Mais ce serait pourtant, au point de vue général, un très grand progrès que de s'efforcer d'établir cette distinction. On verrait du même coup diminuer la morbidité mentale si élevée dans les corps d'épreuve et les prisons.

En dehors des débiles pervers et des déséquilibrés, des aliénés véritables peuvent, d'une manière active, refuser l'obéissance et la soumission aux réglements.

Le délit est motivé par les erreurs de jugement qu'entraîne le délire : tel par exemple ce zouave (Obs. 19) qui, tout en étant bien portant physiquement, s'imaginait n'avoir plus de sang et, par suite, refusait de marcher et de porter le sac. Il arrive que des persécutés n'obéissent pas aux ordres reçus, car ils y voient une menace contre leur personne ; de même les mégalomanes refusent de se soumettre, imbus qu'ils sont de la supériorité de leur personnalité, etc.

Les délits militaires « par omission », ayant une origine morbide, résultent de la débilité mentale ou bien de la démence.

Chez certains sujets, la faiblesse congénitale de la mémoire est telle qu'ils sont incapables de retenir les réglementations les plus élémentaires et se trouvent ainsi à chaque instant en défaut. Chez d'autres, l'attention est si peu excitable et les associations d'idées si pénibles que malgré la persistance de la mémoire, ils exécutent les ordres à ce pcint lentement qu'on y croit voir de la mauvaise volonté. Il arrive enfin que ces débiles refusent l'obéissance parce qu'ils sont incapables de comprendre la gravité de leur acte d'insubordination et ses conséquences.

La démence, et principalement la démence précoce, par les entraves qu'elle apporte aux processus psychiques, est également la cause de nombreux délits chez les sujets qui en sont atteints. Les troubles intellectuels sont parfois à ce point atténués et s'accompagnent d'idées délirantes si peu manifestes, qu'ils passent inaperçus et que les infractions commises sont considérées comme justiciables de punition.

Il est en particulier un symptôme propre à la démence précoce, qui bien souvent a été mal interprété, nous voulons parler du *négativisme*. On sait que l'on désigne par ce terme cette résistance systématique qu'offrent certains malades aux actes qui leur sont commandés. Il va de soi que lorsque le négativisme est complet, son caractère pathologique ne peut échapper à personne, mais dans les formes atténuées, il a souvent été pris pour de l'insubordination et traité en conséquence.

On doit toujours soupçonner une origine morbide au refus d'obéissance quand il s'accompagne en même temps de mutisme. Le rire, les grimaces, les pitreries, bien loin d'être toujours une aggravation, doivent faire soupçonner l'existence de la démence précoce dont ils sont eux-mêmes des symptômes.

On ne peut espérer éviter que les premières fautes commises par omission ne soient imputées à leur auteur, mais quand chez un sujet, indemne de perversion, les récidives sont fréquentes, cela doit donner l'éveil et engager à exercer une surveillance étroite. On évitera de la sorte des punitions sans profit pour les déments et qui ne peuvent qu'aggraver l'infériorité intellectuelle des débiles, en les mettant en contact avec les pervers, hôtes habituels des prisons.

Outrages. Violences

Ces actes délictueux peuvent être la conséquence de psychoses diverses et, en particulier, d'idées délirantes de persécution ; d'autres fois, ils résultent d'une irritabilité de l'humeur en rapport avec une affection démentielle (paralysie générale, démence précoce). Mais le plus souvent, en pratique, les outrages et les violences, dus à un état morbide, dépendent de la débilité mentale et surtout de la déséquilibration. Ces états psychopathiques constitutionnels, associés ou non à l'épilepsie, rendent les individus qui en sont atteints particulièrement sujets aux actes impulsifs et violents.

Ici encore, comme à propos des autres délits, nous pourrions répéter que le degré d'imputation est en rapport inverse de la dégénérescence des sujets incriminés. Alors que certains dégénérés, en se livrant à des violences, restent suffisamment conscients pour pouvoir se contenir, s'ils le veulent ; d'autres, au contraire, cèdent à une impulsion irrésistible qui échappe à tout contrôle.

Dans l'observation 5, nous avons donné un exemple des faits de cette catégorie.

Ils sont d'ailleurs très nombreux, et un de nos collègues de l'armée les plus distingués, le médecin-major Haury, vient d'en communiquer à l'un de nous toute une série des plus démonstratives. Il s'agit surtout dans son travail (1) de débiles, de déséquilibrés, chez lesquels des actes d'indiscipline ou de violence ont mis en évidence le trouble mental qui jusqu'alors avait passé inaperçu.

Absences illégales. Désertion

Les absences illégales et les désertions peuvent être sous la dépendance de divers facteurs morbides que nous allons successivement énumérer.

1) Il arrive que des débiles ou des déments s'absentent ou désertent parce que la notion d'une nécessité qui s'impose ne parvient pas à leur entendement. Ils s'en vont alors, en général, sans précaution, sans se dissimuler, et rapidement ils sont arrêtés ou bien d'eux-mêmes ils reviennent à leur

---

1. Haury. *Quelques types d'aliénés militaires, les indisciplinés*. Travail inédit, 1 909.

point de départ, à cause des difficultés qu'ils rencontrent à l'accomplissement de leur projet.

L'un de nos malades, dément précoce, partit droit devant lui, vêtu seulement de sa chemise et de son pantalon de cavalier ; il mendiait sa nourriture le long de la route. Son intention était de revoir ses parents et, lorsqu'il fut arrêté, son attitude, sa confusion et sa désorientation révélèrent de suite son affection cérébrale, jusqu'alors restée inaperçue.

Les motifs d'absence irrégulière des débiles et des déments sont parfois symptomatiques de leur trouble mental : tel ce *minus habens* qui s'échappait la nuit de la caserne et parcourait une vingtaine de kilomètres, pour le seul plaisir de manger « des gaudes » dans son village ; le matin, il était toujours de retour à l'heure du réveil.

2) Les déséquilibrés forment une seconde catégorie de déserteurs. Le plus souvent, ceux-là fuient l'armée en raison de leur instabilité mentale, de leur besoin morbide de changement, qui rend pour eux intolérable la vie monotone de la caserne. D'autres fois, ils désertent par haine de l'autorité et de la discipline et parce qu'ils ne veulent pas se soumettre aux exigences de la vie militaire. Fréquemment, enfin, ces mêmes sujets désertent sous l'influence d'un état passionnel qu'ils ne peuvent ou ne veulent surmonter, par colère, par dépit, ou pour retrouver une maîtresse (Obs. 32) ou bien encore pour satisfaire une vengeance.

La responsabilité de ces déséquilibrés est, comme nous l'avons vu, une question d'espèce ; il peut arriver, mais non toujours, que leur tare dégénérative marque leur place à l'asile d'aliénés plutôt qu'à la prison.

3) La troisième catégorie des déserteurs est formée par les aliénés proprement dits, c'est-à-dire par ceux qui, en désertant ou en s'absentant d'une manière irrégulière, obéissent à une idée nettement délirante. Le plus souvent, il s'agit d'idées de persécution ; le malade s'enfuit pour échapper à des ennemis, à des persécuteurs ; parfois, mais plus rarement, il s'agit d'idées mystiques, de missions à remplir, de rôles à jouer.

En général, quand des idées délirantes sont à la base de ces actes de désertion, elles sont assez facilement reconnues, mais il faut croire qu'il n'en est pas toujours ainsi, comme le montre l'observation suivante :

OBSERVATION 29. — S..., 23 ans, soldat d'infanterie ; il a 9 frères ou sœurs, tous morts en bas âge, sauf un ; son père, ancien soldat d'Afrique, a eu les fièvres paludéennes.

Étant enfant, S... était considéré comme intelligent ; il n'a fait que des études primaires. A 8 ans, il est renversé par un cheval et assez grièvement blessé à la tête pour être obligé de rester au lit plusieurs mois. Nous n'avons pas d'autres détails précis sur cet accident.

A 18 ans, S... s'engage dans les zouaves. Après six

mois de service, comme il reçoit des observations de son sergent, il l'injurie, se révolte, bref se conduit de telle sorte qu'il est envoyé un an dans un pénitencier. A l'expiration de sa peine et alors qu'il est équipé pour rejoindre son régiment, il abandonne ses effets militaires et se sauve avec des vêtements civils. Comme il est près de l'Italie, il passe la frontière, mais après avoir erré sans but bien défini, il revient à Marseille, où il est arrêté. Traduit à nouveau devant un conseil de guerre, il est condamné à plusieurs années de travaux publics et envoyé à Bougie. De là, il donne de ses nouvelles à sa famille pendant quelque temps, puis cesse d'écrire. Un de ses officiers, qui avait connu son père autrefois, continue de l'entretenir de sa conduite, qui est bonne, mais signale, en même temps, un affaiblissement de l'intelligence.

Gracié, après deux ans, et envoyé dans un régiment d'infanterie en France, S... ne rejoint pas son corps et revient à Paris dans sa famille. A ce moment, il est dans un tel état mental que ses parents le conduisent directement à l'hôpital militaire. On constate alors un état d'affaiblissement intellectuel notable avec idées de persécution très actives qui nécessitent l'internement à Charenton.

Dans le service, S... se comporte à la manière d'un dément négativiste et impulsif, poursuivi par des idées de persécution sous l'empire desquelles il semble bien avoir effectué ses désertions successives.

Toute une série de faits du genre de celui-ci viennent de nous être communiqués par le docteur Haury (1) qui les a observés à l'asile cantonal de

---

1. Haury. *Les déserteurs à l'étranger.* (*L'Encéphale*, 1909.)

Bel-Air, à Genève, dans la clinique psychiatrique du professeur Weber.

Notre collègue a constaté, parmi les aliénés d'origine française qui y sont internés, un assez grand nombre de nos déserteurs. « Ces sujets, dit-il, ont abouti parfois très rapidement à cet asile, lequel se trouve placé dans une grande ville frontière qui est le refuge bien connu de tous ceux qui désertent des régiments voisins. Cette donnée nous a paru intéressante à plus d'un titre : elle démontre naturellement d'abord le nombre des déserteurs dont on n'a plus jamais de nouvelles ; elle établit en outre une fois de plus les rapports si étroits de la désertion et de l'aliénation mentale ; et enfin elle n'est pas sans autoriser, avec grande apparence de raison, cette supposition que d'autres déserteurs inconnus ont fini également leur existence de *hors la loi* quelque part, dans d'autres asiles de ce pays ou d'autre contrée. »

4) Une dernière catégorie d'absence illégale et de désertion relève enfin des *fugues* proprement dites. Une étude détaillée de cette question ne saurait être abordée ici ; l'accord d'ailleurs n'est pas encore fait sur la pathogénie exacte de ce trouble, qui constitue en réalité un syndrome se manifestant sous des influences multiples.

Tantôt la fugue se rattache à l'épilepsie, tantôt elle relève de l'hystérie, tantôt enfin elle forme une véritable maladie autonome, à la manière du somnambulisme et peut alors rentrer dans le cadre trop synthétique et aux limites si mal définies de la dégénérescence mentale.

Il faut en outre reconnaître que les cas purs, appartenant à chacune de ces variétés, sont l'exception et que le plus souvent il s'agit de cas mixtes où l'on retrouve associés des symptômes de ces trois états névropathiques.

Chez les 34 simples soldats de notre statistique de Charenton, nous n'avons pas eu l'occasion de rencontrer de fugues véritables ; le cas suivant, observé par l'un de nous, n'appartient pas à cette série, mais nous avons cru devoir le publier à titre d'exemple, bien qu'il ait déjà paru dans le remarquable ouvrage sur les fugues où Joffroy et Dupouy ont étudié avec le plus grand soin et le plus grand détail ce syndrome si intéressant.

OBSERVATION 30. — Z... compte dans ses antécédents héréditaires : grands-parents paternels et père morts tuberculeux. Une tante paternelle sujette à des accidents convulsifs depuis l'âge de 13 ans, fait également des fugues.

A 13 ans, il aurait eu une fièvre typhoïde, puis serait devenu paludéen à la campagne de Madagascar. Excès alcooliques et tabagiques au régiment. Garçon intelligent et considéré comme de bonne valeur morale. Il est interné à Auxerre « pour des crises hystéro-épileptiques, à ce moment particulièrement fréquentes et accompagnées de troubles mentaux qui entraînent des réactions violentes ou dangereuses (menaces, bris d'objets, idées de suicide) ».

Histoire des fugues. — Les fugues ont débuté à l'âge de 5 ans. Il quittait ses nourriciers, qu'il aimait pourtant bien, et revenait chez ses parents, habitant à 14 kilomètres de ceux-ci. A 8 ans, on le mit au collège ; là encore, il faisait des fugues, profitant des jours de parloir et de sortie.

Renvoyé pour cette raison, il est placé chez un instituteur très sévère où, pendant deux ans, il reste tranquille.

A 13 ans, il est placé dans un magasin de nouveautés, où on connaissait sa maladie et où on le gardait malgré tout, à cause de sa famille, mais aussi à cause de ses qualités professionnelles et de son travail. Il restait cinq, six, huit mois sans faire de fugues, puis ensuite, comme par séries, s'échappait toutes les semaines. Les absences duraient de un à huit jours.

Au cours de la fugue, la tenue était correcte ; jamais il n'a attiré l'attention de la police, jamais il n'a eu de discussion, et il ne se livrait à aucun excès. Il se souvient des événements survenus au cours de la fugue, mais le souvenir est moins net, moins précis, moins fourni de détails, plus vague enfin que celui des événements qui surviennent en dehors des fugues.

La plus longue fugue et la plus grave s'est produite, non pas pendant sa période de service militaire, époque pendant laquelle il s'est remarquablement bien comporté, mais aussitôt après un rengagement effectué dans des conditions qui me paraissent suspectes (état second). Il a quitté Toulon sans motif, a parcouru l'Italie et s'est fait arrêter, après des aventures qu'il a oubliées, en Tunisie. Il a été réformé après un non-lieu. « Je devais être malade de ma crise quand j'ai fait cela. »

L'idées de faire une fugue survient brusquement, mais il prend les précautions pécuniaires et matérielles nécessaires pour la réaliser : parfois même, il annonce où il va aller. La fugue s'accompagne souvent « d'envies », selon l'expression du malade. Il faut alors qu'il achète ce qu'il a désiré, ou qu'il s'en empare.

L'impulsion kleptomanique précède ou accompagne la fugue ; il s'est ainsi emparé de divers objets chez ses parents, au magasin, au collège. Il n'a jamais été inquiété de ce fait, car il rapportait les objets aussitôt la crise finie ; mais parfois, il oubliait le vol ou ne s'en souvenait que longtemps après. Au moment où il s'empare de l'objet, il a conscience de l'acte qu'il accomplit, mais il ne songe pas aux conséquences, et il n'y a ni hésitation, ni lutte, ni précautions prises.

Quand un obstacle matériel (en ce moment l'internement) l'empêche de céder à son impulsion à fuir et à voler, il se sent mal à l'aise, ne peut s'occuper, ne dort ni ne mange, est obsédé pendant trois ou quatre jours, mais il n'éprouve ni angoisse, ni réactions violentes.

Je n'ai pas retrouvé d'idées obsédantes ou d'impulsions d'autre nature que celles susindiquées. Pourtant, au moment où Z... faisait des excès alcooliques, il semblerait qu'ils étaient de caractère dipsomaniaque : il buvait, par périodes, trois ou quatre litres de vin, sans s'enivrer, puis se remettait à l'eau.

Description des crises. — Depuis l'âge de 10 ans, environ, Z... est sujet à des crises d'apparences diverses : tantôt, crises de rire ou de larmes (pouvant durer vingt-quatre heures), tantôt crises de bâillements, de tremblements ; tantôt crises hallucinatoires avec délire, visions terrifiantes, récits imaginaires, tantôt crises convulsives. Au cours de celles-ci, il tombe, s'il est debout ; il a un cri initial ; le début est brusque, mais il ne se blesse pas, ou très peu ; pourtant, il est tombé une fois sur le fourneau. Il a de la cyanose, des convulsions toniques ou cloniques ou les deux ; il ne gâte pas ; il ne se mord pas la langue ; la crise dure de dix à quinze minutes. Les crises sont diurnes ou nocturnes. A la suite, l'amnésie est tantôt complète, tantôt partielle.

Examen somatique. — Pas de troubles de la motricité volontaire. Réflexes tendineux très vifs. Réflexe pharyngien diminué. Plaques d'hyperesthésie (tact, chaleur, douleur) au niveau du bras droit, du bras gauche, du genou droit, du rein gauche, des hypocondres gauche et droit. La pression au niveau du cœur et de la fose iliaque droite est très douloureuse et provoque l'angoisse. Anosmie du côté droit. Quelques saveurs sont reconnues, mais la glycérine est déclarée salée et l'acide picrique peu amer. Pas de troubles auditifs. Pas de scotome, pas de dyschromatopsie. Pupilles dilatées, mais réagissant. Pas de dermographisme.

CHAPITRE HUITIÈME

Nous venons de voir, dans les pages précédentes, comment les principaux délits militaires pouvaient, dans certains cas, être sous la dépendance de maladies cérébrales acquises ou, plus souvent encore, d'une déséquilibration congénitale des facultés intellectuelles et morales. Les mêmes causes peuvent se retrouver dans les antécédents des militaires qui ont commis des délits ou des crimes de droit commun. Ce serait tout à fait sortir du cadre que nous nous sommes tracé que d'étudier, à propos des militaires, les rapports qui existent entre le crime et la folie. Dans la thèse de Ferris, on trouvera un certain nombre d'observations dans lesquelles des soldats ont été poursuivis, condamnés et même exécutés pour des crimes accomplis dans un état d'aliénation mentale.

Avant de passer à l'examen d'un autre ordre de faits, nous tenons à revenir encore sur ce point que le service militaire, par suite de la rigueur et de la multiplicité des réglementations qu'il nécessite, soumet les prédisposés à des épreuves pour beaucoup insurmontables. Un grand nombre de dégénérés qui avaient pu s'adapter aux exigences de la vie civile, du fait de la lenteur de l'éducation et de l'élasticité des restrictions légales, entrent de suite en conflit avec le code militaire auquel, brusquement, ils doivent se soumettre et dont l'application est infiniment plus stricte.

Folie méconnue

La délinquance et la pénalité sont beaucoup plus fréquentes dans l'armée que dans le civil, nous venons d'en voir la raison. Il ne faudra donc pas nous étonner si, du même coup, est aussi plus fréquemment constatée la méconnaissance des perturbations mentales qui parfois commandent les actes délictueux.

Cette question de l'aliénation mentale méconnue a, dans ces dernières années, beaucoup préoccupé à juste titre de bons observateurs. Régis, Granjux dans une série de travaux se sont longuement étendus sur ce sujet. Les observations nombreuses recueillies par Ferris, Pactet, Kagi, etc., l'examen de nos tableaux statistiques, la lecture de nos propres observations démontrent que trop souvent parmi les militaires délinquants se trouvent des aliénés qui restent méconnus plus ou moins longtemps. C'est ainsi que sur les 101 militaires de notre statistique, 11, soit le dixième environ, ont été punis pour des actes accomplis au cours d'un état d'aliénation mentale ; chez deux sujets, il s'agissait de paralysie générale.

Le nombre des aliénés méconnus condamnés est certainement proportionnellement plus grand dans l'armée que dans le civil, nous en voyons la principale raison, comme nous le disions ci-dessus, dans ce que la délinquance militaire est plus aisée et par conséquent plus fréquente. Mais il faut reconnaître que cette raison n'est pas la seule ; les juges militaires, moins préparés à leur tâche que les juges civils, ont l'attention plus difficilement frappée par les indices, parfois si légers, qui mettent sur la voie de l'existence des anomalies mentales. Tous les médecins de l'armée qui se sont occupés de cette question ont signalé combien les conseils de guerre avaient peu souvent recours aux expertises psychiatriques. Le code militaire ne contient d'ailleurs pas un mot relatif à ces expertises, et quand le rapporteur n'a pas jugé l'examen mental nécessaire, le président du conseil de guerre ne peut l'ordonner que d'une manière indirecte, en vertu de l'article 125 : « Il peut, dans le cours des débats, appeler même par mandat de comparution et d'amener toute personne dont l'audition lui paraîtrait nécessaire, il peut aussi faire apporter toute pièce qui lui paraîtrait utile à la découverte de la vérité. »

La Chambre des députés, qui vient de s'occuper de la réforme des conseils de guerre, s'est enfin préoccupée de combler cette lacune. A l'heure où dans bien des pays on s'occupe de reviser dans ce sens la législation pénale, alors que la Belgique a prescrit *l'examen mental préalable de tous les prévenus, il* était en effet regrettable qu'on n'eût pas encore saisi l'occasion d'introduire dans la loi une mesure si conforme à l'esprit d'équité et qui permettrait enfin l'application stricte de l'article 64 du code pénal : « Il n'y a ni crime ni délit lorsque le prévenu était en état de démence au moment de l'action, ou lorsqu'il a été contraint par une force à laquelle il n'a pu résister. »

Chez les prévenus en général, la méconnaissance de l'aliénation mentale est déplorable au point de vue de l'idéal d'équité que l'on doit s'efforcer d'atteindre ; mais chez les militaires, cette méconnaissance peut avoir des conséquences très graves, au point de vue des intérêts de la collectivité.

Un récent travail, paru dans un journal américain, rapportait des accidents de chemin de fer à des troubles intellectuels survenus chez des mécaniciens et aiguilleurs et il indiquait la nécessité de surveiller spécialement, au point de vue cérébral, tous ceux qui, de par leurs fonctions, tiennent entre leurs mains la vie de leurs semblables.

Cette remarque très rationnelle s'applique encore bien davantage chez les militaires.

Voit-on, par exemple, en temps de guerre, un aliéné méconnu à la tête d'une armée ou simplement d'une compagnie ? Même en temps de paix, il peut s'ensuivre des conséquences redoutables. Nous avons déjà parlé d'un officier de cavalerie, paralytique général, donnant des ordres qui auraient entraîné mort d'hommes. Un autre de nos malades, capitaine d'artillerie, gardant son commandement malgré un délire mystique et de persécution passé inaperçu, s'est livré à des actes étranges, particulièrement dangereux : il fit un jour monter, sur un point inaccessible, ses canons, et il fallut des manœuvres spéciales pour les sortir de ce mauvais pas ; une autre fois, il se lança à toute vitesse à la tête de sa batterie, sur une jetée sans issue qui aboutissait à la mer, et où il n'y avait pas place pour faire demi-tour. Il serait aisé de multiplier les exemples de ce genre.

Chez les simples soldats, la méconnaissance de l'aliénation mentale comporte, au point de vue général, des conséquences moins sérieuses que chez les officiers, malgré qu'ils aient à leur disposition des armes dangereuses. Nous avons souvenir d'un délirant alcoolique, dont l'observation a été publiée, qui, armé de son fusil, fit dans sa caserne un véritable carnage avant d'avoir été maîtrisé.

Pour montrer combien les maladies mentales

peuvent parfois longtemps passer inaperçues, nous tenons à reproduire l'observation suivante :

OBSERVATION 31. — Min..., 37 ans, est le fils de commerçants parisiens aisés. Il a fait des études primaires et a appris le métier de ses parents (boucher). En 1893, il fait son service militaire et, en 1897, il se rengage dans l'infanterie coloniale, où il reste jusqu'en 1908.

Min... compte dix ans de campagne ; il a été en Annam, en Chine, en Cochinchine, au Tonkin. C'était un soldat correct, discipliné ; il n'aurait été puni qu'une fois, pour avoir prêté sa baïonnette, mais il se singularisait par ses tendances à l'isolement ; il n'avait ni amis ni camarades, il vivait à part et n'a jamais brigué ni accepté aucun galon.

Depuis son départ dans l'infanterie coloniale, Min... commettait quelques excès alcooliques, mais seulement le soir et dans la solitude, pour n'être pas puni. En Extrême-Orient, il a eu les infections habituelles, paludisme et dysenterie. Au retour de sa dernière campagne (1906) il était très anémié et on l'a envoyé en convalescence trois mois chez ses parents. C'est la seule permission prolongée qu'il ait consenti à prendre.

En 1908, ses chefs commencent à s'apercevoir que son état mental n'est pas normal : il est la risée de ses camarades, tantôt il garde un mutisme obstiné, tantôt il cause à voix basse d'une manière continue et incompréhensible ; enfin, il a des impulsions subites aux fugues. Il est alors envoyé dans un hôpital militaire et, de là, transféré à Charenton (juin 1908).

Nous faisons venir le père et la mère de Min... et nous apprenons que lorsqu'il a été libéré, en 1896, ils ont remarqué que son caractère s'était transformé : à ce moment, il était triste, solitaire, sans goût à l'ouvrage, gardant un mutisme presque complet, ne manifestant aucun sentiment affectif et, enfin, commettant quelques excès de boisson. Après quelques mois, Min... a déclaré qu'il voulait s'engager, et ne fournit aucune raison. On fut d'autant plus surpris de cette détermination qu'auparavant il manifestait du dégoût pour le service. Son père chercha à le retenir par tous les moyens ; il lui offrit la direction de la maison de commerce et le menaça de le laisser sans argent, de l'abandonner. Rien n'ébranla Min..., qui fit lui-même les démarches nécessaires pour partir aux colonies. Arrivé à Marseille, il écrivit une dernière lettre et, dès lors, sa famille ne put avoir de ses nouvelles que par l'intermédiaire de ses chefs. Lorsqu'il est venu, la seule fois, dans sa famille, en 1907, en convalescence, on a constaté que, malgré la correction apparente de sa tenue et de ses propos, il était très délirant ; par exemple, il prétendait avoir le soleil dans la tête et buvait à tout instant pour faire descendre le thermomètre qu'il avait dans le corps.

Au moment où nous voyons le malade (juin 1908), nous constatons qu'il est orienté, que sa mémoire est parfaite, que sa tenue est correcte. Interrogé sur les raisons qui l'ont poussé à s'engager, Min... déclare qu'il l'a fait pour devenir mécanicien de chemin de fer ; il était nécessaire, pour obtenir ce poste, qu'il eût 15 ans de service et des campagnes. Il se lance ensuite dans des explications incohérentes et incompréhensibles.

Quand on rapproche les affirmations réitérées de Min... sur les motifs de son engagement du fait de l'abandon de sa situation familiale et de ses bizarreries de conduite depuis 1897, on est amené à admettre que c'est bien une idée délirante qui l'a poussé à s'engager. D'ailleurs, cliniquement, on a la preuve que sa psychose est ancienne ; il est stéréotypé et verbigérant comme un chronique ; il a des néologismes, un langage conventionnel qui indiquent une évolution déjà longue. Voici un exemple de ses écrits :

Paris, 16 juin 1908.

Chers parents,

D'après la loi du contingent et du service militaire à l'ordonnation du service de l'instruction publique et primaire, je vous annonce que faut que je passe trois mois rue Voltaire ici IX arrondissement pour monter à 510. Locomotive pour affaire à faire à son service de menuiserie, et en cautionnement pour paye à recevoir à la voie ferrée. Le Monsieur que vous verrez plus que probable d'ici peu c'est M. .... aiguilleur d'Argentan parce que j'en ai besoin.

J'ai encore des préparatifs à faire pour ces examens.

Le commencement de mon travail est mécanicien expresse. En secondo mécanicien rapide.

En attendant mon passage boulevard Voltaire.

Je vais être trois mois rue Voltaire habillé en militaire. En plus de sa j'ai dix campagnes. Je vous serre la main.

Soteau Léon.

Il est à noter que le malade ne signe pas son nom véritable. Ce fait indique une transformation de la personnalité, nouvelle preuve de l'ancienneté de l'affection.

Ainsi donc, voilà un soldat qui a pu pendant 10 ans, remplir d'une manière convenable ses obligations militaires sans qu'on se soit aperçu de l'évolution d'une maladie mentale des plus graves ; ce n'est que lorsque la démence est devenue profonde que l'attention a été attirée sur lui et il est vraisemblable qu'il a fallu l'appoint du surmenage et de l'anémie coloniale pour rendre les troubles intellectuels évidents pour l'entourage.

Nous comprenons qu'une telle méconnaissance ait pu se produire, quand nous voyons ce malade à Charenton se conduire, malgré son délire incohérent, d'une manière des plus correctes, se soumettre ponctuellement à la discipline de la maison, ne se faire remarquer ni dans sa tenue, ni dans ses propos, à la condition que nos questions se limitent à celles qu'un chef peut adresser dans le service à un simple soldat.

Folie simulée

Une des particularités qui distinguent la médecine militaire de la médecine civile réside dans la suspicion qui entache de suite l'observation, chez les soldats, des manifestations morbides privées de symptômes organiques objectivement contrôlables. Les soldats, alors même qu'ils n'ont commis aucune faute, à plus forte raison lorsqu'ils sont en prévention, simulent fréquemment la maladie. Nulle part autant que dans l'armée, la simulation n'est en honneur ; à cela il y a plusieurs raisons.

Tout d'abord les soldats simulent parce qu'ils ont intérêt à le faire, en second lieu parce que beaucoup ont encore la mentalité de l'enfant, chez qui le mensonge est un mode habituel de l'activité intellectuelle, lorsque n'intervient pas une influence inhibitrice suffisante, puisée dans l'éducation et les sentiments moraux. L'exemple, la contagion mentale, interviennent, en, dernier lieu, à leur tour, pour rendre plus fréquente cette manifestation.

Dans ses formes atténuées, la simulation ne comporte pas d'autre signification, vis-à-vis de celui qui s'y livre, que celle d'être l'indice d'un manque de maturité d'esprit, de prouver la persistance des caractères psychologiques de l'enfance. Les simulateurs de cette catégorie, de beaucoup les plus nombreux, se prétendent atteints de quelque maladie bénigne pour être dispensés de corvées ou pour bénéficier de repos et de douceurs.

Toute différente est la simulation des débiles, des déséquilibrés et des pervers, ceux-là par ignorance, impulsivité ou perversion, n'hésitent pas à recourir aux pires moyens pour obtenir le billet d'infirmerie ou d'hôpital qu'ils convoitent, ou pour échapper aux conséquences de leur conduite. On voit ainsi ces sujets se soumettre à des tortures réelles et à des actes véritables d'auto-mutilation. Nulle part les actes de simulation de cet ordre ne sont aussi fréquents que dans les prisons, pénitenciers et corps d'épreuves, parce que précisément ces milieux renferment le plus grand nombre de débiles, de déséquilibrés et de pervers.

Depuis longtemps, les médecins qui se sont intéressés à la simulation ont constaté que les simulateurs étaient instinctivement portés à simuler les troubles auxquels précisément ils sont prédisposés, ou dont ils ont été déjà réellement atteints ; rien de plus logique et de plus naturel d'ailleurs.

Cette constatation se vérifie surtout chez les sujets qui simulent des maladies mentales. Mais le déséquilibre mental incontestable qu'implique la tendance à simuler des troubles mentaux, n'a pas à notre avis pour conséquence d'entraîner du même coup l'irresponsabilité. Il y a encore ici à établir une distinction très tranchée entre le point de vue scientifique, qui reste sur le domaine spéculatif, et le point de vue judiciaire, qui comporte des applications pratiques. Nous croyons avoir suffisamment, à diverses reprises déjà, insisté sur cette distinction.

Chez les 101 militaires de Charenton, il ne nous a pas été donné d'observer de simulateurs véritables, au sens absolu du mot. Cela n'a pas lieu de nous surprendre, étant donné qu'avant d'être soumis à notre observation, les militaires sont examinés par les médecins des régiments et des hôpitaux, tous très habitués à dépister la simulation. Par contre, à deux reprises, nous avons remarqué des *demi-simulateurs*. Dans l'un et l'autre cas, la simulation partielle s'est développée par un mécanisme où la sincérité et le mensonge se sont réunis dans une association dont l'antinomie n'est qu'apparente, puisqu'il s'agit d'une manifestation de la psychologie humaine.

Ces simulateurs partiels, tous deux atteints de déséquilibration mentale et d'alcoolisme chronique, présentèrent, au moment de leur arrestation pour insoumission, des accidents mentaux aigus en rapport avec l'intoxication ancienne. Cet état morbide constaté à la prison, attira aussitôt sur eux l'attention du personnel et des médecins et eut pour conséquence naturelle de modifier, en l'adoucissant, l'attitude de l'entourage à leur égard, et enfin de provoquer leur transfert à l'hôpital.

Tout en ayant été réellement atteints de troubles mentaux, Eb... et Bel... n'en restèrent pas moins suffisamment conscients pour constater et apprécier ces changements. De là à en comprendre la raison et à chercher à en tirer profit, l'association d'idées fut facile. Dès lors, servis par des antécédents véritables, ils exagérèrent des troubles réels, continuèrent à manifester ceux qui étaient disparus et même en imaginèrent de nouveaux.

OBSERVATION 32. — Eb..., 27 ans, est un pupille de l'Assistance publique ; il travaillait dans les mines quand, à 18 ans, il s'est engagé dans l'infanterie coloniale « pour voir du pays ». Il est allé à Saïgon, en Chine, au Tonkin, où il a contracté la diarrhée chronique. Aux colonies, c'était un soldat très médiocre ; passé caporal, il a rendu ses galons pour n'avoir pas de responsabilité. Pendant ses 8 ans de service, il a fait 68 jours de prison pour avoir découché par deux fois et pour s'être mis en état d'ivresse.

Libéré et revenu en France, à 26 ans, Eb... se place comme infirmier et fait connaissance d'une femme avec laquelle il vit maritalement dans l'intention de l'épouser. Un jour, il se rend compte que sa maîtresse a une mauvaise conduite. Très affligé de cette découverte, il fait des excès alcooliques répétés puis, pour échapper à sa situation, contracte un engagement à la légion étrangère. Au moment de s'embarquer, il reçoit une dépêche de sa maîtresse, sur le point de devenir mère, qui implore son pardon. Après hésitation, il revient auprès d'elle. Quelques semaines plus tard, il est arrêté et mis en prison. Là, ses réponses incohérentes le font considérer comme un aliéné et il est transféré dans un hôpital militaire. A l'hôpital, il déclare ne se souvenir de rien, il fait l'étonné quand on lui dit qu'il s'est engagé et déclare n'avoir pu agir ainsi que dans un état d'inconscience ou d'ivresse ; il prétend être sujet, depuis quelque temps, à des absences.. Pendant deux mois, à l'hôpital, son attitude est correcte et calme ; il semble indifférent, cherche à se rendre utile, mais accuse toujours des lacunes de mémoire. Un jour, enfin, il s'évade et se fracture la jambe. A la suite, il est transféré à Charenton ; le rapport médical qui provoque l'internement se termine ainsi : « 1º Eb... est irresponsable. 2º Il y a lieu de solliciter l'internement de Eb... dans un asile d'aliénés où il devra être tenu renfermé. »

Rapidement, Eb..., pressé de questions, avoue qu'il a simulé l'amnésie.

Par la lettre ci-dessous, on se rendra compte de l'état d'esprit du sujet. (Nous respectons son orthographe.)

Saint-Maurice, le 13 décembre.

Ma chère Suzanne,

Je suis heureux de t'annoncer mon arrivée dans cette maison de santé. Je suis ici depuis trois jours, je suis étonné des bons soins empressés avec lesquels je suis servi. Bien entendue, cela m'est pénible de me voir parmi des gens avec qui je ne puis lier conversation. J'espère bien sitôt mon pied guéri que l'on m'expulsera, car j'avoue tout à ces messieurs : je ne leur cache pas la raison qui m'a poussée à déserter et d'eux j'attends l'indulgence. Aussi, ma Suzanne, je suis étonné que tu puisse encore douter que je t'aime, certe j'ai commis quelque fautes à ton égard. Mais après un pasage qui dure depuis le 3 octobre. Je crois que j'ai assez souffert, et si je ne t'avais pas aimée, je n'aurai jamais accomplie les actes que j'ai fait, tu peux bien me pardonnez, car tous les deux nous sommes des gosses et pour un oui ou un non, l'on parle toujours de se quitter ; je comprends que cela te décourage de ne pas me voir vite revenir, mais je te le répête ici je n'y ferai pas long feu. Aussi fais-moi le plaisir de venir me voir, certainement le directeur ne te refusera pas l'entrée. Tu sais bien que je suis sans famille et en toi et l'espoir de ma vie, donc vivons heureux le peu de temps qu'il nous reste à vivre sur la terre, pardonne-moi mon écriture car j'ai la main qui me gêne encore un peu, aussi je termine ma lettre en t'embrassant du fond du cœur et dans l'espoir de ta visite dimanche 16, de midi à 4 heures du soir, embrasse bien René.

Reçois ma chère Suzanne les Baisers affectueux de ton mari.

Signé : Eb.

P. S.: prendre le Métro jusqu'à la porte de Vincennes et là tu aura un tramway jusqu'ici.

Malgré ces aveux, nous croyons devoir poursuivre l'observation de Eb... Au lieu de simuler la folie, ne cherche-t-il pas, au contraire, maintenant, à la dissimuler ? Trois semaines se passent, Eb... continue à être calme, correct, à ne présenter aucun trouble délirant appréciable. Sa conduite passée, sa façon d'apprécier les personnes et les choses dénotent une faiblesse de jugement et un déséquilibre qui doivent tenir à la fois à sa constitution héréditaire, à ses excès alcooliques et aux infections coloniales. Assurément, comme notre confrère X... nous croyons que ce sujet n'est pas responsable, mais nous ne pouvons, comme lui, admettre l'opportunité du maintien dans un asile d'aliénés. Le 25 janvier, nous déclarons que l'état men-

13

tal de Eb... ne justifie pas son maintien à Charenton, et comme, très justement, depuis, il a été réformé, il est mis en liberté.

Observation 33. — Bel..., 25 ans, insoumis militaire, entré à Charenton avec un certificat dans lequel il est dit : « Bel... est atteint de délire de persécution et de délire de grandeur, il a des hallucinations visuelles, auditives et gustatives. Il attribue toutes les persécutions dont il est l'objet à un employé du ministère de l'agriculture mais n'en veut pas dire le nom. Il a quelques réactions de défense et, la nuit dernière, il a lancé un pot de tisane sur ses ennemis. »

Bel... appartient à une famille dont un des membres a laissé, comme érudit, un nom universellement connu, mais deux de ses tantes et sa grand' mère sont mortes folles.

Il est le fils d'un officier ministériel qui fut dans l'obligation de briser sa carrière en raison de ses habitudes d'intempérance et qui mourut des suites de son alcoolisme chronique. La mère de Bel..., au dire de ses enfants, est déséquilibrée et aveugle. Sa sœur a quitté le domicile paternel vers 17 ans pour faire du théâtre (?), elle a toutes les allures d'une demi-mondaine et elle est morphinomane.

Bel..., après des études classiques mauvaises, car il était paresseux et avait de la difficulté à apprendre, commence, vers 18 ans, à se mal conduire et à se livrer à l'alcool. Dans la grande ville où il habite, il se mêle bientôt à la lie de la population, enfin se livre à des attaques nocturnes. Il attaquait ainsi des inconnus, non pour voler, mais pour montrer sa force, qui est très grande, et « pour acquérir une réputation » dans le monde de filles et d'escarpes qu'il fréquente. Un jour, il est arrêté et condamné à un mois de prison pour ivresse, tapage et coups.

A 21 ans, au moment de son incorporation, Bel... épouse, malgré sa famille, une prostituée de bas étage. Quelques jours après son arrivée au corps, il déserte pour la rejoindre. Arrêté quelques semaines plus tard, il s'évade de prison.

Dès lors, et pendant quatre ans, Bel... mène une vie errante à travers la France et fait tous les métiers. Nous n'avons pas beaucoup de détails sur cette période de son existence, mais certains propos, les tatouages dont il est couvert, nous permettent de croire qu'il a vécu avec des souteneurs et des pédérastes dont il semble avoir partagé les mœurs. En tout cas, il continue à se livrer à tous les excès et, en particulier, aux excès alcooliques : il boit jusqu'à 15 « mominettes » par jour.

Alors qu'il est à X... depuis qeulques mois, Bel... est arrêté comme insoumis et envoyé dans une prison militaire. Son arrestation l'impressionne au dernier degré ; il est pris d'un violent tremblement qu'il n'arrive pas à maîtriser, sa tête s'égare, bref, il se présente dans un tel état au médecin de l'établissement que, le lendemain même, il est envoyé en observation à l'hôpital militaire.

Là éclate un délire hallucinatoire et nocturne d'origine alcoolique ; l'existence de ce délire paraît avoir été indiscutable, d'après le certificat et les récits du malade. Il s'agissait d'un délire onirique, avec prédominance des hallucinations de la vue et quelques rares hallucinations de l'ouïe et du goût ; la nuit, on venait au pied de son lit, on le menaçait, on projetait sur lui des rayons de lumière, il voyait la lame des couteaux, la figure des assassins. Pour se défendre, il a lancé les objets à portée de sa main.

En présence de ce délire et des réactions qu'il entraîne, l'internement est jugé nécessaire, et le malade transféré à Charenton. Au moment où nous voyons le malade, il raconte son délire nocturne et ses hallucinations, mais il ajoute une foule de déclarations qui étonnent par leur étrangeté et la façon dont elles sont faites. Il prétend, par exemple, ignorer son âge et avoir perdu la mémoire ; il affirme qu'il n'est pas insoumis militaire, que le ministre l'a autorisé à quitter le service pour continuer des études sur une poudre sans fumée ; il a travaillé quatre ans à son invention ; il fait mine de chercher dans sa poche la lettre ministérielle, puis dit qu'elle est chez lui. Aux questions qui soulèvent l'existence d'idées de persécution, il répond de suite affirmativement et nous explique qu'un de ses camarades de collège, employé dans un ministère, l'a fait suivre, puis l'a dénoncé comme insoumis. Il vivait en faisant des chansons de café-concert, il gagnait ainsi 500 francs par mois ; il connaît tous les artistes. Prié de dire une de ses chansons, il déclare ne plus s'en souvenir ; il ne peut même en donner le titre ou le sujet.

Toutes ces déclarations sont comme arrachées au malade qui, à chaque instant, déclare qu'il ne sait plus, qu'il est fatigué, qu'il a perdu la raison. Visiblement, on l'ennuie en insistant et, pour ne pas répondre, il invoque la perte de sa mémoire. Il est beaucoup plus prolixe sur ses antécédents héréditaires, sur l'état de sa sœur qui est « une malheureuse déséquilibrée morphinomane », sur son père qui est « un alcoolique invétéré ». Pendant l'interrogatoire, Bel... n'ose regarder en face, ses yeux fuient devant nos regards ; il sue à grosses gouttes ; toute son attitude dénote la gêne.

L'examen somatique de Bel... montre l'existence d'un tremblement très marqué des doigts, l'exagération des réflexes tendineux et une diminution manifeste des réflexes pupillaires à la lumière.

Placé à l'infirmerie en observation, Bel... se montre

docile et correct dans sa conduite et dans ses actes. Si on l'interroge sur sa situation militaire, il répète son histoire d'autorisation ministérielle spéciale lui permettant de poursuivre des recherches sur la poudre sans fumée. Mais, plus nous observons le malade, plus ses déclarations nous paraissent étranges et parfois contradictoires sur bien des points. Toutefois, les signes objectifs d'une intoxication alcoolique ancienne sont indiscutables. En particulier, Bel... est affligé d'une insomnie réelle (car contrôlée régulièrement), et rebelle au traitement ; il est, tous les matins, dans un état d'asthénie véritable, avec crises d'anxiété qu'il décrit exactement et qui s'accompagnent de réactions vaso-motrices ne laissant pas de doutes sur leur réalité.

Après plusieurs semaines de traitement par le repos au lit, le régime lacto-végétarien et l'hydrothérapie, l'état général s'améliore, Bel... est moins déprimé et commence à dormir. Un matin, enfin, nous lui déclarons que nous ne croyons pas un mot de son histoire d'autorisation ministérielle et qu'il cherche à nous tromper. Bel... aussitôt se trouble, s'émeut, pleure et enfin se confesse. Quand il a été arrêté, lui qui avait pourtant déjà fait de la prison, il s'est senti démoralisé, et cela d'une telle façon qu'il s'en étonne actuellement : il a été pris d'un tremblement de tout le corps, sa tête s'est égarée et il a commencé à avoir, la nuit, des cauchemars et des hallucinations terribles. Le matin, il était bien un peu confus, mais pas au point de ne pas remarquer qu'on avait changé à son égard, qu'on le traitait en malade ; bref, il a profité de ses troubles et, à mesure qu'ils diminuaient en fait, il les accusait davantage ; enfin, comme on lui parlait de sa situation d'insoumis, il a imaginé l'histoire de l'autorisation ministérielle. Il a trompé les médecins, il le reconnaît. Ces aveux sont obtenus d'autant plus facilement que Bel... sait, maintenant, qu'il est définitivement réformé.

Nous nous demandons alors si Bel..., au lieu d'avoir simulé la folie comme il le prétend, ne cherche pas à la dissimuler, depuis qu'il se sait libéré ; aussi, tout en ayant l'air d'accepter complètement ses explications, nous relâchons, en apparence, la surveillance et nous continuons de l'observer.

Dans les jours qui suivent, le sujet manifeste, à diverses reprises, et sous des formes diverses, son déséquilibre mental ; par exemple, il professe en morale les opinions les plus abjectes ; à un autre point de vue il se montre, pour les moindres incidents, obsédé et émotionnable à l'excès ; les nuits restent mauvaises et souvent agitées de cauchemars pénibles ; il présente encore des signes en rapport avec son intoxication ancienne. En somme, après une observation prolongée, nous sommes amenés à accepter comme exactes les allégations de Bel... : sous l'influence de l'émotion produite par son arrestation et « a potu nimio » il a fait un délire onirique véritable et cela d'autant plus aisément que c'est un héréditaire et un dégénéré. Tout en délirant la nuit, il a, le jour, gardé assez de conscience pour utiliser à son profit ses troubles cérébraux en les mettant en évidence et en les exagérant ; il est parvenu ainsi à tromper son entourage, d'autant plus facilement qu'une partie des faits observés était exacte.

A Charenton, la simulation est devenue beaucoup plus difficile car, avec l'abstinence, le délire onirique qui lui servait de base a disparu, et rien n'est difficile comme de soutenir longtemps le même rôle. En présence d'une affirmation catégorique, le demi-simulateur s'est laissé démonter et a tout avoué.

Malgré l'existence avérée de la simulation, Bel... n'en reste pas moins un débile et un anormal qui, victime d'une hérédité mentale des plus lourdes, présente des manifestations nombreuses d'une dégénérescence mentale profonde. C'est un individu absolument incapable de s'adapter au milieu militaire et au milieu social ; il continuera vraisemblablement toujours à vivre en marge de la société, passant, au gré des circonstances et des jugements, de la prison à l'asile.

On vient de lire les deux seules observations personnelles que nous possédions de simulation (d'ailleurs partielle) méconnue. Il nous a semblé, en prenant connaissance des dossiers des malades de notre service, que l'erreur inverse, c'est-à-dire la croyance à la simulation, alors que l'aliénation existe bien réellement, est plus fréquemment commise, du moins d'une manière momentanée.

En raison des actes de simulation qu'ils sont journellement appelés à constater, les médecins militaires semblent avoir une certaine tendance à croire à son existence, lorsque les symptômes morbides ont un caractère subjectif qui ne permet pas le contrôle et quand les sujets ont intérêt à tromper.

Nous sommes mal placés pour savoir si ces erreurs de diagnostic sont fréquentes, nous ne le croyons pas, d'ailleurs ; en tout cas, nous avons personnellement observé quatre aliénés véritables qui ont été tout d'abord considérés comme simulateurs. Il s'agissait ou bien de débiles hypocondriaques accusant des troubles variés, sans rapport avec des signes physiques, ou bien de déments précoces dont l'étrangeté des réactions faisait naître des doutes sur leur sincérité.

Le diagnostic de simulation doit être porté avec la plus grande réserve, quand il s'agit de troubles mentaux. Une observation prolongée des suspects est nécessaire, même pour les spécialistes, guidés par une longue expérience des aliénés. Pour diriger le médecin, il existe quelques points de repaire, par exemple ceux des cadres connus des espèces nosologiques ; mais il faut savoir que les limites ainsi tracées sont imprécises et qu'en clinique, les cas mixtes ou inclassables sont nombreux. Les contradictions dans les propos, les étrangetés, les bizarreries dans les attitudes, l'aspect faux, emprunté, théâtral des réactions, ne sont pas toujours l'indice d'une simulation, mais indiquent parfois le début d'une affection souvent méconnue, la démence précoce. De même l'énormité des allégations et des prétentions, l'absurdité flagrante de certains actes, tout en étant suspectes dans des conditions déterminées, indiquent ailleurs, au contraire, l'éclosion d'états démentiels dont il faut savoir reconnaître la nature.

Nous ne pouvons prétendre étudier ici, au point de vue symptomatique et diagnostique, la simulation des maladies mentales. Assez souvent, surtout chez les débiles, la simulation est si grossière, si enfantine que de suite elle est reconnue. Il n'en est pas toujours ainsi, certains déséquilibrés et amoraux sont doués d'un véritable talent mimétique et savent

se documenter avec intelligence. La simulation
porte le plus souvent sur l'amnésie, l'incohérence
et l'agitation. Nous ne pouvons espérer décrire toutes
les éventualités possibles : l'imagination des simulateurs est d'une richesse déconcertante. Mais aussi
habiles qu'ils soient, ils ne sauraient prolonger
longtemps leur comédie à la condition de les placer en observation continue, de leur faire garder
le lit et de les soumettre à un isolement absolu.
Ces moyens d'investigation sont d'autant plus
légitimes qu'ils constituent, associés à d'autres pratiques thérapeutiques, la méthode de choix pour le
traitement de toutes les psychoses au début.

CHAPITRE NEUVIÈME

La prophylaxie des maladies mentales dans l'armée française. — Comment la pratiquer ? — Moyens prophylactiques directs et notamment nécessité d'une expertise psychiatrique obligatoire des militaires en instance de conseil de discipline ou de conseil de guerre. — Moyens prophylactiques indirects de divers ordres.

Au point où nous sommes parvenus de notre travail, nous pouvons, jetant un coup d'œil en arrière, résumer en quelques mots les idées principales qui s'en dégagent.

L'aliénation, sous des formes cliniques diverses, est fréquente dans l'armée ; elle l'est surtout dans certains corps spéciaux (corps d'épreuves, légion étrangère, prisons et pénitenciers) en raison de leur mode particulier de recrutement qui aboutit à une véritable sélection des dégénérés. L'aliénation, en second lieu, est trop souvent méconnue dans l'armée ; cette méconnaissance, qui n'est pas spéciale au milieu militaire, comporte, par contre, là plus que partout ailleurs, des inconvénients et des dangers, aussi bien vis-à-vis des intérêts particuliers que des intérêts généraux.

L'armée ayant pour raison d'être la défense du pays, doit être constituée d'éléments bien portants afin de remplir son but avec succès ; or, l'aliéné, non seulement comme tout autre malade est une non-valeur militaire, mais en plus, du fait de ses aberrations, il est un agent de troubles et de désorganisation. Il importe donc d'éliminer de l'armée tous les sujets atteints de maladies mentales et nous prenons cette expression avec son acception la plus large : les débiles, les déséquilibrés étant souvent plus nocifs que les aliénés délirants.

Pour remplir cette mesure prophylactique, il faut mettre en œuvre des moyens d'ordres divers, les uns directs, les autres indirects, mais tous aboutissant au même résultat.

***

Moyens prophylactiques directs. — Vis-à-vis des aliénés, l'armée doit se comporter comme un organisme vis-à-vis des microbes : tout d'abord, elle ne se laissera pas envahir, et si l'invasion a eu lieu, elle cherchera à en provoquer l'élimination.

Pour que les aliénés ne pénètrent pas dans l'armée, il faut surveiller d'une manière toute particulière les modes de recrutement des militaires. Relativement à cet objet, nous n'avons pas à nous inquiéter des officiers : les examens et le passage dans les écoles forment des barrières suffisantes pour fermer l'entrée de la carrière à la plupart des sujets atteints de tares psychopathiques en activité.

En ce qui concerne les soldats, il faut distinguer ceux qui sont admis par voie d'appel régulier et les engagés volontaires.

Les *appelés* sont une première fois examinés au conseil de revision. Dans les conditions où se fait cet examen, il ne peut guère porter que sur les aptitudes physiques des futurs soldats. Ce n'est que dans les cas extrêmes et alors qu'il existe un aspect morphologique spécial ou des stigmates nombreux qu'un médecin, même spécialisé, pourra soupçonner l'existence d'anomalies mentales ; un examen ultérieur serait nécessaire pour confirmer l'hypothèse diagnostique. Au moment du conseil de revision, il faudrait que l'attention soit attirée par les renseignements contenus dans le dossier sanitaire (loi de 1905) ; mais on sait que le but du législateur n'a pas été atteint sur ce point. Les intéressés et leurs familles répugnent à avouer des troubles mentaux, alors même qu'ils en ont conscience, ce qui n'est pas constant. Quand le dossier contient un certificat médical, on peut, avec Chavigny, se demander si celui-ci présente toutes les garanties suffisantes, car la majorité des médecins connaissent mal les maladies mentales ; l'existence d'un tel certificat devrait en tout cas motiver une expertise par un spécialiste.

Les maires, qui, conformément à l'article 18 de

la loi de 1889 et 1892 sur le recrutement, doivent être présents aux conseils de revision, faciliteraient singulièrement la tâche des médecins et rendraient possibles des mesures prophylactiques utiles s'ils tenaient compte des instructions ministérielles (circulaire du 31 mars 1890), indiquant qu'ils doivent signaler *les infirmités de notoriété publique.*

Catrin dit à ce sujet très justement que le maire, qui aurait dû mettre en garde le conseil de revision contre l'incorporation d'un homme qu'il savait notoirement atteint de troubles cérébraux, est parfois ensuite le premier, à l'occasion d'enquête, à s'étonner que ce sujet ait été admis : « Peu s'en faudrait même qu'il ne blamât ceux qui ont introduit son administré dans le régiment, alors qu'il est le seul coupable de par son ignorance et qu'il aurait suffi d'un mot de lui au conseil de revision pour empêcher cette incorporation inutile et scélérate en certaines circonstances. »

Au moment de l'incorporation, il est une catégorie de soldats que le médecin doit particulièrement examiner au point de vue mental, nous voulons parler des *bons-absents.*

La loi décrète que les conscrits qui ne se sont pas présentés au conseil de revision sont, par cela même, considérés comme aptes au service et dès lors on ne les réforme que s'il est impossible d'agir autrement. Or, l'expérience a montré que la plupart des bons-absents sont impropres à une service utile; il s'agit ou bien de débiles physiques dont nous n'avons pas à nous occuper ici, ou bien et plus souvent encore, de débiles intellectuels, de déséquilibrés, de pervers qui donnent déjà ainsi la mesure de leur incapacité à admettre ou à comprendre les nécessités légales. Il est parmi les bons-absents de simples dégénérés, mais il est aussi des aliénés véritables tout à fait incapables de s'adapter au milieu militaire. Il conviendrait donc de les soumettre tous à une expertise mentale sérieuse et de réformer ceux qui sont trop profondément tarés.

Ce que nous venons de dire à propos des bons-absents s'applique d'une manière complète aux *insoumis*. Comme nous l'avons vu ailleurs, il est parmi ces délinquants des pervers responsables, mais il y a aussi un grand nombre de dégénérés ou d'aliénés véritables qui ne peuvent trouver avec profit leur place dans l'armée. Chez les 34 simples soldats de notre statistique, 6 avaient été inculpés d'insoumission.

On voit donc que les insoumis devraient être par cela même suspects de troubles cérébraux et soigneusement examinés à ce point de vue.

Les conscrits qui ont subi des peines infamantes sont dirigés sur des corps spéciaux, les bataillons d'Afrique. Cette institution répond à une utilité réelle en isolant, des éléments sains, des sujets ayant donné déjà des preuves manifestes de leur insociabilité. Mais il faut reconnaître que parmi les *joyeux* il en est dont la place est plutôt marquée à l'asile qu'à la prison, soit que leur état d'aliénation mentale ait échappé à la justice civile, soit que depuis qu'ils ont subi leur peine, leur déséquilibration ait fait des progrès et ait pris nettement des caractères pathologiques. Il conviendrait donc d'examiner ces sujets d'une manière toute spéciale au point de vue mental, comme on devrait le faire pour les bons-absents et les insoumis.

Les *engagements volontaires* forment le second mode de recrutement des soldats. Sauf de nombreuses et très honorables exceptions, il faut bien dire que beaucoup d'engagés constituent des non-valeurs militaires. Jourdin a bien montré leur infériorité physique et morale et la plus grande fréquence chez eux de la délinquance militaire.

Beaucoup d'engagés et de rengagés sont des débiles ou des déséquilibrés, parfois même de vrais aliénés, comme celui qui fait l'objet de notre observation 31. Si, indiscutablement, certains troubles mentaux sont la conséquence de la vie militaire, on peut tout aussi justement dire que la profession militaire est parfois la conséquence d'anomalies cérébrales. Sept de nos malades se sont engagés dans la légion étrangère ou dans des corps coloniaux, soit sous l'influence d'un délire véritable, soit espérant ainsi donner satisfaction à leur besoin morbide de changement, de voyage et d'aventures.

Les engagés volontaires se recrutent encore parmi les débiles que leur famille espère par ce moyen « débrouiller ». Nous avons donné un exemple (observation 1) qui montre les résultats déplorables auxquels parfois aboutit cette pratique trop répandue.

Moins intéressants, mais aussi peu profitables, en général, sont les engagements motivés par l'idée théorique et fausse du relèvement moral par le métier des armes. Il est bien exceptionnel que les débauchés, les alcooliques, les joueurs, les délinquants ou les criminels trouvent dans l'armée un milieu favorable à leur réhabilitation : ou bien on les voit, comme le sujet de notre observation 18, verser dans la folie, ou bien et plus souvent leurs tendances malfaisantes continuent de se manifester en exerçant sur leur entourage une influence suggestive déplorable et ils finissent par tomber sous le coup de la justice militaire.

Connaissant la fréquence des tares dégénératives chez les engagés volontaires, il serait aisé de tarir une des sources qui introduisent dans l'armée des éléments nuisibles. Il suffirait, avant d'autoriser un engagement, d'exiger du candidat non seulement des preuves de son aptitude physique, mais aussi de son intégrité mentale. Ici, le médecin militaire dispose d'un temps d'examen plus long qu'au moment du conseil de revision, il devrait en consacrer une partie à l'étude de l'état mental, se renseigner sur les antécédents héréditaires et personnels, s'enquérir des motifs de l'engagement, faire causer le futur soldat, bref se former une opinion sur sa mentalité. Un observateur exercé à ce genre de recherches se rend bien vite compte de la valeur intellectuelle et morale du sujet examiné, et, malgré des erreurs toujours possibles, on arriverait ainsi à exercer une sélection utile.

Pour faciliter la tâche de l'expert on pourrait, comme le demande Catrin, « obliger les parents qui donnent leur consentement pour l'engagement, à fournir par écrit au commandement de recrutement le motif pour lequel ils font engager leur fils et leur pupille ». Il faudrait également que le maire de la commune où réside l'intéressé donne un certificat constatant « qu'il n'a pas été interné et que la notoriété publique ne lui attribue aucune maladie ou infirmité mentale ». (Simonin.)

Alors même que vis-à-vis des appelés et des engagés volontaires seraient mis en œuvre tous les moyens que nous venons d'indiquer, un certain nombre d'individus, inaptes au service militaire, échapperaient aux filtres ainsi établis et seraient incorporés. Les occasions de poursuivre l'œuvre de sélection ne vont pas manquer. Il y a tout d'abord la *visite d'incorporation* ; l'examen des hommes peut s'y faire dans des conditions meilleures qu'au conseil de revision, le médecin a devant lui le temps nécessaire pour poursuivre à loisir l'observation de ceux qui lui ont paru suspects.

On ne peut toutefois demander aux médecins régimentaires, déjà si occupés, de se livrer à un examen psychologique de toutes les recrues, alors même qu'ils seraient préparés à le faire ; la vie militaire ne va pas tarder à mettre en évidence les dispositions morbides latentes de la plupart des dégénérés et leur inaptitude à l'adaptation.

C'est ici que devrait intervenir la collaboration nécessaire des officiers avec les médecins. Dans leurs rapports directs avec les hommes, les officiers ne peuvent manquer de remarquer rapidement ceux qui sont inaptes à comprendre ou à exécuter les ordres, ceux qui sont irritables, impulsifs, indisciplinés, « mauvaises têtes », récidivistes, ceux qui restent insensibles à tous les sentiments et sur lesquels on ne peut agir ni par la douceur, ni par l'intimidation. Quand les officiers ont remarqué ces individus anormaux, ils devraient les signaler aux médecins. Par un examen, on s'assurerait qu'ils sont justiciables des mesures de rigueur ou qu'ils sont au contraire de véritables malades dont la place, où qu'elle soit, n'est certainement pas dans l'armée et dont il faut provoquer la réforme.

On ne peut espérer que de longtemps une telle collaboration entre officiers et médecins soit générale et qu'elle donne des résultats suffisants pour éliminer de l'armée tous les anormaux. En attendant, il faudrait, avant de prendre certaines sanctions particulièrement graves, s'assurer qu'elles sont justifiées c'est-à-dire que l'insuffisance mentale des sujets auxquels elles vont s'appliquer ne les rend pas inutiles et iniques. Il faudrait, en somme, qu'au dossier de tous les militaires qui vont être traduits en conseil de discipline ou en conseil de guerre, soit jointe une expertise médico-légale.

Cette mesure n'est qu'une application particulière à l'armée, d'une mesure générale que réclament, depuis longtemps, tous les criminalistes, c'est-à-dire l'*examen mental préalable de tous les prévenus.*

L'argument principal opposé à ce desideratum réside dans la crainte d'énerver la répression, d'ouvrir la porte à tous les abus. Nous reconnaissons la valeur de cet argument ; ce serait en effet créer une véritable prime à la délinquance que de se contenter de la réforme comme sanction vis-à-vis des débiles, des déséquilibrés et des pervers *à responsabilité atténuée.* La foule des amoraux, que tient seule en respect la peur de la répression, ne manquerait certes pas d'abuser d'une mesure qui, en permettant la satisfaction de leurs instincts, entraînerait en même temps l'avantage de la réforme.

Pour éviter cet écueil, les sujets qu'on réformerait à la suite d'actes délictueux et dont la responsabilité serait reconnue comme partielle, devraient être placés dans des établissements spéciaux. Là ils seraient surveillés, mis dans l'impossibilité de nuire et soumis au travail obligatoire, et l'on pourrait tenter le relèvement de ceux qui sont encore éducables.

Ces établissements spéciaux, dont la création ne peut être régie que par une loi, sont réclamés tous les jours par les aliénistes et les experts appelés à se prononcer sur la responsabilité des prévenus ou la légitimité d'un internement. Les délinquants dont l'irresponsabilité n'est pas absolue sont légion. Actuellement on est dans l'alternative ou bien d'envoyer ces sujets à l'asile d'aliénés où l'on ne pourra les conserver, car légalement ils n'y sont pas à leur place, ou bien de les acquitter, auquel cas ils donnent un exemple déplorable et ne manquent pas de récidiver. Aussi, en pratique, on se contente d'une côte mal taillée en leur infligeant une peine mitigée par des circonstances atténuantes.

Qu'on ne vienne pas dire que les compagnies de discipline remplissent un office analogue à celui des établissements spéciaux pour délinquants à responsabilité partielle. Tout d'abord on remarquera qu'il ne devrait pas entrer dans les attributions militaires de s'occuper de la garde et de tenter le relèvement de délinquants ou de criminels ; nous doutons ensuite que les officiers et sous-officiers soient préparés à remplir une telle tâche et nous pensons qu'ils s'en déchargeraient volontiers.

Mais en se plaçant à un point de vue plus élevé, il faut bien reconnaître que la société ne remplit pas son rôle d'assistance vis-à-vis de ces demi-malades ; elle les place dans de mauvaises conditions pour les amender, puisqu'elle les met en commun avec les délinquants et criminels à responsabilité complète. A ce contact, en général, ceux qui étaient susceptibles de rééducation achèvent de se pervertir, et il en résulte que non seulement l'assistance, considérée comme un devoir social, n'est pas réalisée, mais que la protection, qui est un droit, n'est pas davantage obtenue d'une manière convenable, cette méthode aboutissant à l'aggravation des tendances criminelles.

Pour résumer les mesures prophylactiques directes qui devraient être employées afin d'éliminer de l'armée les sujets mentalement inaptes au service, il faut :

1° Au moment du conseil de revision, examiner spécialement au point de vue mental les conscrits signalés par les maires ou par les pièces jointes au dossier sanitaire.

2° Au moment de l'entrée au régiment, examiner de très près les bons-absents, les insoumis et les soldats incorporés aux bataillons d'Afrique.

3° Soumettre à un examen mental, avant leur admission, les sujets qui désirent contracter un engagement volontaire ou un rengagement.

4° Soumettre au même examen les soldats qui se font remarquer par des anomalies dans leurs propos, leurs actes et leurs réactions vis-à-vis de leurs camarades, de leurs supérieurs et à l'occasion du service.

5° Considérer comme une règle absolue l'expertise médico-légale préalable de tous les soldats en instance de conseil de discipline ou de conseil de guerre : les individus reconnus responsables de leurs actes seraient punis suivant les lois ; les irresponsables seraient internés dans les asiles d'aliénés ;

enfin les sujets dont l'irresponsabilité est partielle
devraient être réformés et placés, en vertu d'un
jugement, dans des établissements spéciaux.

*
**

Moyens prophylactiques indirects. — Ces moyens
ne sont autres que ceux qui faciliteraient l'application des mesures directes actuellement réalisables
et qui rendraient possibles dans l'avenir les mesures
nécessitant de nouvelles réglementations adminis-
tratives ou légales. Ils se résument dans l'éducation
psychiatrique des médecins de l'armée.

M. le professeur Simonin nous renseigne comment se fait actuellement l'enseignement psychiatrique de l'étudiant militaire : « Depuis la fonda-
tion de l'Ecole du service de santé militaire à Lyon,
un des répétiteurs chargé de la médecine légale et
d'expertise assure un enseignement clinique spécial
à l'hôpital militaire d'instruction Desgenettes, avec
les ressources fournies par les nombreuses troupes
de la garnison, les prisons militaires et le conseil
de guerre de la XVIe région. Cet enseignement se
trouve complété de la façon la plus heureuse, depuis 1905, par un stage obligatoire à l'asile dépar-
temental d'aliénés de Bron.

« Arrivés au Val-de-Grâce, les jeunes aides-majors
élèves y trouvent un matériel clinique médico-légal
des plus variés, provenant de la garnison de Paris,
des deux conseils de guerre du gouvernement mili-

taire, des prisons et des établissements pénitentiaires du département de la Seine, et aussi les importantes ressources fournies par les évacuations de la province et réparties dans les deux services hospitaliers afférents à la chaire de médecine légale.

« L'enseignement théorique du professeur et de l'agrégé trouve au lit du malade des applications pratiques d'autant plus instructives que les jeunes aides-majors élèves sont tenus de rédiger par écrit l'examen méthodique des malades qui leur sont confiés. En outre, toutes facilités leur sont données pour se rendre, en fin de matinée, dans les divers hôpitaux parisiens et y recueillir la parole hautement autorisée des maîtres de la psychiatrie française. »

D'après les lignes ci-dessus, l'enseignement des maladies mentales est parfaitement organisé depuis quelques années dans les écoles du service de santé et elles possèdent les ressources cliniques suffisantes pour permettre l'instruction du futur médecin de l'armée. Avec le professeur Simonin nous dirons, puisqu'il en est ainsi, « que l'étudiant en médecine militaire est mieux documenté à ce point de vue que la masse de ses camarades civils ».

On est donc en droit d'espérer que rapidement les bénéfices de cette organisation se feront sentir et, peut-être, en voyons-nous déjà la marque dans l'augmentation progressivement croissante des radiations et réformes pour aliénation mentale.

Le professeur Simonin, dans le travail dont nous avons déjà cité plusieurs passages, demande que chaque corps d'armée soit doté d'un médecin-expert « auquel serait confié le service médico-légal de l'hôpital militaire ou des salles militaires de l'hospice mixte du chef-lieu, destiné à recevoir tous les sujets à examiner, quelle que soit leur provenance : bureau de recrutement, corps, prévenus envoyés par le conseil de guerre. Il serait tout naturel d'attribuer à ce même médecin le service médical de la prison militaire. » (Nous ajouterons que le service médical des corps d'épreuve et de la légion étrangère devrait être réservé à ces médecins-experts.)

Nous ne pouvons que souscrire à ce vœu qui constituerait un progrès capital et définitif dans la prophylaxie de l'aliénation dans l'armée, à la condition toutefois que ce corps d'aliénistes militaires soit recruté d'une manière convenable et après des études psychiatriques sérieuses.

En attendant la réalisation de cette organisation, qu'il nous soit permis de constater que les aliénistes de carrière sont bien rarement appelés en expertise par les tribunaux militaires. Nous nous sommes également toujours étonnés que les élèves du Val-de-Grâce semblent ignorer l'existence de Charenton, qui représente pourtant à Paris l'asile mixte où sont reçus les aliénés militaires de la garnison.

Comme nous venons de le voir, il est nécessaire

que les médecins de l'armée reçoivent une instruction psychiatrique élémentaire et que quelques-uns d'entre eux, appelés à devenir médecins-experts, se spécialisent dans les études de psychiatrie. Mais, pour que ces mesures, en partie déjà réalisées, fournissent le maximum d'effets utiles, il faudrait que les officiers collaborent avec les médecins dans l'œuvre d'élimination des anormaux de l'armée.

Cette collaboration se fera tout naturellement quand les officiers seront mis au courant des idées générales directrices de la psychiatrie et surtout quand, faisant abstraction de toute idée théorique et philosophique, ils admettront simplement que certains sujets, de par leur constitution psychique, sont tout à fait inaptes à s'adapter à certains milieux sociaux et qu'il y a intérêt pour ces milieux à s'en débarrasser.

Le rôle des officiers se limite à remarquer les anormaux, les indisciplinés, les irréductibles, les récidivistes et à les signaler aux médecins qui, après expertise, apprécieront s'ils ont ou non les aptitudes mentales nécessaires pour être militaires.

En demandant au service de santé ces renseignements techniques, les officiers ne feront que se documenter, vis-à-vis des fonctions cérébrales de leurs hommes, de la même manière qu'ils trouvent tout naturel de le faire vis-à-vis de leurs fonctions organiques banales.

Pour donner aux officiers les idées générales qui

leur sont indispensables pour jouer leur rôle de collaborateur des médecins, il ne s'agit pas, évidemment, de leur enseigner les maladies mentales. Il suffira par quelques articles de vulgarisation ou par des conférences, comme l'a fait le professeur Régis, à Saint-Maixent, de présenter les principaux types d'aliénés militaires et de montrer l'utilité qu'il y a pour l'armée à éliminer de son sein tous ceux que leur constitution psychique rend inaptes à l'adaptation, à comprendre la grandeur de la tâche qui est dévolue aux soldats ou simplement à savoir se soumettre aux nécessités d'ordre supérieur.

QUATRIÈME PARTIE

DOCUMENTS A CONSULTER

A titre documentaire, nous croyons utile de reproduire ici :

1° Le texte de l'article 36 du projet de loi adopté le 11 juin 1909 par la Chambre des députés, portant suppression des conseils de guerre permanents dans les armées de terre et de mer et dans les tribunaux maritimes, texte qui a été récemment transmis par le gouvernement à l'examen du Sénat (N° 144, Sénat, session ordinaire, année 1909, annexe au procès-verbal de la séance du 17 juin 1909, imprimerie du Sénat) ;

2° Le compte rendu *in extenso* des séances de la Chambre des députés des 10 et 11 juin 1909, en ce qui concerne l'établissement de cet article 36 et surtout les questions d'examen mental, d'expertise psychiatrique dont il est question.

3° Différents travaux du Congrès de Nantes.

Voici cette intéressante documentation :

I

Projet de loi adopté par la Chambre des députés, portant suppression des conseils de guerre permanents.

. . . .

ARTICLE 36

Des règlements d'administration publique détermineront :

1° Les mesures nécessaires à l'exécution de la présente loi ;

2° *Les conditions dans lesquelles il y aura lieu de prévoir et d'assurer l'examen mental des inculpés ;*

3° Les conditions d'application de la présente loi à l'Algérie, aux colonies et dans les pays de protectorat ;

4° La composition des tribunaux pénitentiaires spéciaux des colonies, leur compétence et les règles de la procédure à suivre devant ces juridictions.

. . . .

II

Extrait des comptes rendus « in extenso » (publiés par le « Journal officiel ») des séances de la Chambre des députés des 10 et 11 juin 1909.

Séance du 10 Juin

M. LE PRÉSIDENT. MM. Durre, Albert-Poulain, Alexandre-Blanc, Aldy, Allard, Allemane, Basly, Bedouce, Betoulle, Bouveri, Jules-Louis Breton, Cabrol, Cadenat, Carlier, Chauvière, Paul Constans, Dejeante, Delory, Dubois, Ducarouge, Jacques Dufour, Ferrero, Fiévet, Franconie, Guesquière, Goniaux, Groussier, Guesde, Jaurès, Lamendin, Lassalle, Marietton, Melin, Meslier, Nicolas, Paul Brousse, de Pressensé, Roblin, Rognon, Rouanet, Rozier, Selle, Sembat, Thivrier, Vaillant, Varenne, Veber, Vigne, Walter, Willm, proposent d'intercaler, entre l'article 34 et l'article 35, un article additionnel ainsi conçu :

« La procédure devra toujours contenir un certificat médical faisant connaître les antécédents susceptibles d'atténuer la responsabilité de l'inculpé. »

La parole est à M. Durre.

M. DURRE. En demandant à la Chambre de voter l'article additionnel dont il vient de lui être donné lecture, nous avons voulu introduire dans la loi plus de garanties en faveur d'une catégorie de jeunes gens appelés à répondre, devant la nouvelle juridiction des conseils de guerre, des fautes ou délits qu'ils auraient commis.

Au cours de la discussion, on a cité bien des faits

qui justifient l'article additionnel que nous avons déposé. En effet, dans le passé, il n'a jamais été tenu compte des conséquences que peuvent avoir, pour un inculpé, sa constitution physique personnelle et ses antécédents héréditaires.

J'ai sous les yeux un dossier où sont relatés des faits qui motivent amplement notre article additionnel. Permettez-moi d'en citer quelques-uns.

Un jeune homme de ma circonscription, engagé volontaire de quatre ans en 1899, le nommé D..., est puni d'abord le 23 décembre 1901 d'une année d'emprisonnement ; puis, à la suite de différents autres délits commis, il est condamné, en 1903, à cinq ans de travaux publics. Le militaire, sa peine accomplie, est renvoyé dans un régiment de Péronne. Il vient de déserter. Voilà plus de dix ans qu'il traîne une vie lamentable.

Il est évident que jamais le conseil de guerre n'aurait prononcé des condamnations aussi graves s'il avait connu les antécédents physiologiques de ce malheureux jeune homme.

Voici un certificat qui n'a pas été joint au dossier et qui émane d'une célébrité médicale, le docteur Tauchon, de Valenciennes :

« J'atteste l'exactitude des faits qui suivent :

« D... (Louis), soldat au 120ᵉ régiment d'infanterie, à Péronne, a été atteint dans son enfance d'accidents méningitiques à la suite desquels il devint violent et emporté. J'ajoute que ce garçon est manifestement sous le coup d'accidents ataviques. Son grand-oncle, fermier à T..., se battait tous les dimanches au café, sa grand'mère, sœur du précédent, était d'une violence extrême, son père était, et est encore probablement, l'ayant perdu de vue depuis quatre ans, sujet à des accès de rage effrayants. Je l'ai vu se précipiter sur un de ses chevaux qui n'obéissait pas et le mordre violemment à l'épaule. N'a-t-il point, un jour, jeté un de ses enfants dans la mare où il abreuvait ses chevaux ? N'y a-t-il point eu, dans la maison, une histoire de coups de couteau ? etc., etc. Je conclus de tout ce qui précède que le soldat D... est évidemment un impulsif, qu'il a une responsabilité très atténuée, je n'hésite pas à en donner l'affirmation.

« Signé : docteur Tauchon,

« Médecin honoraire des hôpitaux de Valenciennes, ancien officier supérieur, chevalier de la Légion d'honneur. »

Ce fait, croyez-le bien, n'est pas unique. En voici un autre. Un militaire vient d'être condamné à cinq ans de travaux publics. Je suis intervenu auprès de M. le sous-secrétaire d'Etat. Une enquête a été ordonnée, malheureusement, elle n'a pas abouti. Ici encore, le journal de la localité reproduisant les débats conclut ainsi :

« G... Son excessive irritabilité n'est-elle pas une suite inguérissable de la terrible maladie qui manqua de l'arracher à l'affection des siens alors qu'il était enfant ? G... s'empara d'un fusil qui se trouvait à deux pas de lui, et, s'en servant comme d'une massue, le brandit contre son supérieur qui, grâce à la promptitude avec laquelle il put tomber en parade ne fut que légèrement blessé. »

Il est condamné à cinq ans de travaux publics.

Au cours des débats, il a été bien dit que ce militaire n'avait aucune raison d'en vouloir à son sergent. C'est donc dans un moment de brusque violence qu'il a commis son délit. Ce malheureux avait été atteint dans sa jeunesse d'une méningite.

Voici un autre cas, toujours dans l'arrondissement de Valenciennes. (*Interruptions sur divers bancs.*)

Mais, messieurs, ces cas ne sont pas uniques, croyez-le bien. Beaucoup de nos collègues pourraient citer les mêmes faits et, par conséquent, les mêmes abus.

M. ALLEMANE. De nombreux ! Ce sont de malheureux malades.

M. EDOUARD VAILLANT. Cette question est de première importance !

M. DURRE. Le soldat D... avait été également atteint de troubles cérébraux à la suite d'un coup reçu à la tête. Il a été condamné à cinq ans de travaux publics. Il est en ce moment en garnison à Vitré.

Il est évident que, si le conseil de guerre qui a jugé ces malheureux jeunes gens, avait été en possession d'un dossier attestant ces tares et ces antécédents, jamais il n'aurait prononcé des condamnations aussi graves.

Ce que nous vous demandons, c'est d'accomplir un acte d'humanité et en même temps un acte de justice. Ces jeunes gens sont irresponsables ; leur faute doit être atténuée dans de grandes proportions.

Peut-être me dira-t-on que, dans le passé, certains conseils de guerre ont tenu compte des antécédents physiques et héréditaires des inculpés ; cela a été l'exception. Ce que nous demandons, c'est l'insertion dans la loi que vous allez voter, de notre article additionnel. Vous mettrez ainsi fin à un état de choses aussi déplorable.

Si la commission croit ne pas pouvoir approuver notre texte, nous accepterons une autre rédaction qui serait présentée par le gouvernement et la commission si elle nous donnait satisfaction sur le fond.

Messieurs, je ne doute pas un seul instant que vous voterez avec nous notre proposition, vous aurez ainsi

contribué à un acte de justice. (*Très bien! très bien!
à l'extrême gauche.*)

M. LE SOUS-SECRÉTAIRE D'ETAT. Pour montrer à notre
honorable collègue jusqu'à quel point je partage les
sentiments qui l'animent, je me bornerai à lui rap-
peler ce passage d'une circulaire que j'ai écrite le
16 novembre 1907 :

« Il importe de ne pas perdre de vue que les juges
des conseils de guerre doivent être mis à même d'apprécier toutes les circonstances qui excluent ou diminuent la culpabilité ; dès lors, la médecine judiciaire
doit être appelée, le cas échéant, à exprimer un avis
technique sur le point de savoir s'il existe chez l'inculpé une altération des facultés mentales et quelle
peut en être la conséquence au point de vue de la responsabilité pénale.

« Il est, par suite, rappelé aux commissaires du gouvernement et rapporteurs qu'il leur appartient de faire
procéder à l'examen mental du prévenu par des aliénistes, au cours de l'instruction préparatoire quand ils
éprouvent des doutes sur l'intégrité de ses facultés
intellectuelles, soit à raison des circonstances mêmes
dans lesquelles ont été accomplis les actes incriminés,
soit à raison des antécédents personnels ou héréditaires du prévenu. »

Je renouvellerai ces instructions pour le fonctionne-
ment de la juridiction nouvelle. Mais, est-il facile d'exiger, dans tous les cas, même lorsqu'on se trouve en
présence d'une personne parfaitement responsable,
qu'il soit procédé à son examen mental?

Il me semble que vous pourriez retirer votre amendement, sur la promesse que je veillerai à ce que mes
instructions récentes soient largement appliquées.
(*Très bien! très bien! à gauche.*)

M. Edouard Vaillant. Il faut que ce soit inscrit dans la loi.

M. le président. La parole est à M. Allemane.

M. Allemane. Je pourrais vous citer un fait. — Je rends justice à vos excellentes intentions, mais j'ai la conviction qu'elles ne suffisent pas. — J'ai apporté déjà au ministère de la guerre — j'en appelle à M. le ministre de la guerre lui-même — une protestation qui constatait que le soldat Héliot, condamné à huit ans de travaux publics, ne jouit pas de ses facultés. Par conséquent, vos bonnes intentions, monsieur le sous-secrétaire d'Etat, que je reconnais parce qu'il est légitime de les reconnaître, ne nous suffisent pas. Il est absolument nécessaire que ces garanties soient inscrites dans la loi parce que tel monsieur tiendra compte de vos instructions et tel autre passera outre. Nous en demandons l'inscription dans la loi. (*Très bien ! très bien ! à l'extrême gauche.*)

M. le président. La parole est à M. Durre.

M. Durre. J'avais prévu la réponse de M. le sous-secrétaire d'Etat ; je disais à la Chambre que le texte nous importait peu. Ce que nous voulons, c'est donner plus de garantie aux malheureux jeunes gens qui seront jugés par la nouvelle juridiction militaire.

C'est pourquoi je demande à la commission d'accepter le texte suivant :

« Chaque fois qu'il en sera fait la demande par l'inculpé, sa famille ou le défenseur, le juge instructeur devra commettre un médecin pour rechercher et établir, au point de vue médical, les antécédents personnels de l'inculpé. » (*Très bien ! très bien !.*)

M. le sous-secrétaire d'Etat. Le gouvernement accepte la prise en considération de l'amendement.

M. le rapporteur. Nous n'avons aucune objection de principe à faire à la demande de M. Durre. Cette disposition, en fait, est actuellement appliquée ; mais ce n'est pas prescrit, en effet, par la loi.

M. LE PRÉSIDENT. Le nouveau texte proposé par M. Durre est ainsi conçu :

« Chaque fois qu'il en sera fait la demande par l'inculpé, sa famille ou le défenseur, le juge instructeur devra commettre un médecin pour rechercher et établir, au point de vue médical, les antécédents personnels et héréditaires de l'inculpé. »

Quel est l'avis de la commission ?

M. LE SOUS-SECRÉTAIRE D'ETAT. Ne pourrait-on pas dire « au point de vue mental » ?

M. LE RAPPORTEUR. Nous sommes en présence d'un texte que je voudrais bien examiner ; la Chambre pourrait réserver le texte de cet article... (*Mouvements divers.*)

Voix nombreuses. A demain !

M. LE SOUS-SECRÉTAIRE D'ETAT. Messieurs, vous avez voté tous les articles de la loi. Nous n'allons plus avoir à discuter à l'instant même que la proposition de retrait d'urgence formulée par l'honorable M. Berry et à laquelle je désire m'opposer très nettement au nom du gouvernement. M. le rapporteur demande seulement communication du texte ; nous le remettrons aussitôt à M. le président, il ne comporte aucune objection ; par conséquent, le renvoi ne s'impose pas.

M. LE RAPPORTEUR. Je voudrais faire comprendre à la Chambre quelle est ma pensée. Nous sommes tous d'accord pour approuver le sentiment de M. Durre. Mais il ne faut pourtant pas créer, sans un examen attentif, un article nouveau qui permettra peut-être à tous les prévenus de retarder, dans des conditions périlleuses, la poursuite, et cela devant une juridiction qui a précisément pour objet de rendre la justice rapidement. S'il s'agissait d'une disposition qui serait prise par voie administrative, il n'y aurait pas de difficultés.

Mais vous voulez insérer une disposition dans la loi. Je déclare qu'en ce qui me concerne, je ne puis pas prendre, comme rapporteur, la responsabilité d'accepter en séance un texte que je n'ai pas eu sous les yeux.

Sur divers bancs. A demain !

M. LE PRÉSIDENT. J'entends demander le renvoi de la suite de la discussion à demain.

Je consulte la Chambre.

(La Chambre, consultée, prononce le renvoi de la suite de la discussion à demain.)

Séance du 11 Juin

M. LE PRÉSIDENT. La Chambre s'est arrêtée hier à un article nouveau présenté par M. Durre, qui est destiné, s'il est adopté, à prendre place dans la loi à la suite de l'article 34.

J'en donne lecture :

« Chaque fois qu'il en sera fait la demande par l'inculpé, la famille ou le défenseur, le juge instructeur devra commettre un médecin pour rechercher et établir, au point de vue médical, les antécédents personnels et héréditaires de l'inculpé. »

La parole est à M. le rapporteur.

M. LABORI, *rapporteur.* Messieurs, la commission a examiné très attentivement, avec le gouvernement, l'amendement de l'honorable M. Durre. Ainsi que nous avions eu l'honneur de le dire hier à la Chambre, il y a unanimité pour chercher une formule qui soit de nature à donner satisfaction à M. Durre, dont le désir paraît à tous les points de vue très légitime.

Mais il nous a semblé très difficile d'insérer dans la loi une prescription formelle dont l'exécution pourrait être exigée à peine de nullité et qui pourrait entraîner des procédures compliquées comportant elles-mêmes de très longs délais, alors qu'il s'agit d'une juridiction dont la rapidité doit être une des qualités essentielles. Voici la solution à laquelle nous nous sommes arrêtés.

La commission ayant accepté un amendement de l'honorable M. Groussau sur l'article 35, il lui a paru possible d'insérer dans l'article nouveau un paragraphe qui, je crois, donnera satisfaction à tout le monde. A la lecture du nouvel article 35, la Chambre verra tout de suite quelle place nous avons donnée à l'amendement de M. Durre. Voici quelle serait cette nouvelle rédaction :

« Art. 35. — Des règlements d'administration publique détermineront :

« 1° Les mesures nécessaires à l'exécution de la présente loi ;

« 2°... » — c'est ici que nous insérons une disposition qui répond à la préoccupation de M. Durre — « ... les conditions dans lesquelles il y aura lieu de prévoir et d'assurer l'examen mental des inculpés ;

« 3° Les conditions d'application de la présente loi à l'Algérie et aux colonies ;

« 4° La composition des tribunaux pénitentiaires spéciaux des colonies, leur compétence et les règles de la procédure à suivre devant ces juridictions. »

Je reprends le 2° de ce nouvel article 35 : « Des règlements d'administration publique détermineront : 1°... ; 2° les conditions dans lesquelles il y aura lieu de prévoir et d'assurer l'examen mental des inculpés. »

En votant cette disposition, la Chambre marquera très nettement qu'elle considère comme nécessaire l'examen mental des inculpés toutes les fois qu'il sera demandé dans des conditions raisonnables, soit par l'inculpé, soit par sa famille, soit par son défenseur.

J'estime, messieurs, que votre vote, émis dans ces conditions, pourra avoir une portée plus générale. A l'heure actuelle, en fait, on ne refuse pas l'examen mental de l'inculpé, quand il est demandé par sa famille, par le défenseur ou par l'inculpé lui-même. Il y a là une pratique qui s'est introduite sous l'empire de l'évolution des idées depuis plusieurs années. Elle est excellente et je conçois fort bien qu'elle ait besoin d'être sanctionnée et que vous souhaitiez émettre un vote qui marque bien quel est, sur ce point, le sentiment du Parlement. Mais il n'y a rien de semblable dans la législation en matière de droit commun, et il peut paraître extraordinaire que nous insérions une disposition impérative dans une loi spéciale ; au contraire, en votant une disposition par laquelle vous direz qu'un règlement d'administration publique déterminera les conditions dans lesquelles il y aura lieu de prévoir et d'assurer l'examen mental des inculpés, vous marquerez bien quel est votre sentiment général.

Ainsi, je crois que l'honorable M. Durre et ses amis auront satisfaction. En même temps, vous indiquerez que c'est une manière de procéder que vous désirez voir adopter devant toutes les juridictions.

La pensée de M. Durre et de ses amis est qu'en toute matière pénale les inculpés puissent en principe demander que leur état mental soit examiné. Nous laissons le soin au règlement d'administration publique, qui sera minutieusement étudié, d'expliquer et de définir exactement les conditions dans lesquelles la mesure sera appliquée. (*Très bien ! très bien !*)

M. LE PRÉSIDENT. La parole est à M. Durre.

M. DURRE. Hier lorsque j'ai présenté à la Chambre la seconde rédaction de l'article additionnel que je propose, M. le sous-secrétaire d'Etat l'a acceptée très loyalement et, d'après la réponse qu'il nous a faite, nous pouvons estimer que cet article additionnel est une sorte de consécration juridique des paroles si justes qu'il a prononcées.

M. le rapporteur Labori objectait : Nous ne pouvons pas accepter ce texte sans l'avoir lu et discuté. Mais nous pourrions répliquer aujourd'hui à M. le rapporteur qu'il vient seulement de porter son nouveau texte pour l'article 35 à notre connaissance, et que, nous non plus, nous n'avons pas eu le temps de l'étudier.

En ce qui me concerne, le bon sens a dicté mon devoir. J'ai voulu supprimer des abus scandaleux et je me demande comment on peut refuser d'inscrire dans la loi relative à la nouvelle juridiction militaire un texte aussi précis, un texte qui ne porte atteinte à aucun droit, un texte qui, en réalité, donnera satisfaction à la revendication si légitime que nous avons présentée hier à la Chambre.

Un argument que je n'ai pas fait valoir hier, c'est que si l'article additionnel — je parle du texte qui avait été accepté par M. le sous-secrétaire d'Etat — si cet article était inscrit dans la loi, il appellerait l'attention de la famille de l'inculpé et des défenseurs ce qui, à mon avis, a une très grande importance.

Nous hésitons toujours à accepter des règlements d'administration publique qui changent au fur et à mesure que changent les sous-secrétaires d'Etat et les ministres. Ces règlements peuvent être rapportés et modifiés, et souvent ils changent le sens de la loi et donnent de fausses interprétations. Je rends d'ailleurs justice à la grande loyauté et à la bonne volonté de M. le sous-secrétaire d'Etat pour faire aboutir la réforme qu'il préconise.

On a souvent, au cours de ces longs débats, manifesté le désir de maintenir dans notre armée la discipline. Eh bien ! pensez-vous, messieurs de la majorité, que ce soit un beau spectacle pour nos jeunes soldats de voir revenir dans les régiments ces épaves des prisons et des bagnes militaires ? Croyez-vous que ce spectacle puisse fortifier le sentiment de la discipline ?

A notre avis, cela crée, dans l'armée, un véritable sentiment de révolte pleinement justifié, car l'on n'a pas de peine à se rendre compte que l'on n'a pas devant soi de grands coupables, mais souvent des victimes innocentes parce qu'irresponsables.

Nous avons changé notre premier texte parce que nous voulons aboutir, et que nous avons pensé que l'application en aurait été difficile ; puisque M. le sous-secrétaire d'Etat, avec son bon sens, a accepté notre nouveau texte, je prie la Chambre, à son tour, de le voter. (*Applaudissements à l'extrême gauche.*)

M. LE PRÉSIDENT. La parole est à M. le sous-secrétaire d'Etat à la guerre.

M. HENRY CHÉRON, *sous-secrétaire d'Etat à la guerre.* Messieurs, il est exact qu'hier, lorsque M. Durre a proposé son amendement, j'ai dit très spontanément que j'en acceptais la prise en considération. L'amendement a été renvoyé à la commission et M. le rapporteur vient de vous faire connaître les résolutions de la commission ; je crois qu'il n'y a aucun désaccord entre la commission et M. Durre et, par conséquent, entre la commission et le gouvernement. M. Labori vous a dit que si l'on insérait dans la loi un texte absolu, on pourrait éprouver des difficultés d'application, mais que, pour consacrer les principes que vous avez si justement défendus, on confierait au règlement d'administration publique le soin de déterminer en détail dans quelles conditions il y aurait lieu de prévoir et d'assurer l'examen mental des inculpés.

Ce n'est donc qu'une question de forme. Tout à

l'heure, mon cher collègue, dans des termes très aimables qui m'ont vivement touché et dont je vous remercie, vous avez bien voulu exprimer la confiance que vous avez dans la loyauté du sous-secrétaire d'Etat pour la réalisation des promesses faites ici.

Or, j'estime qu'il n'y a rien de si nécessaire que d'examiner les conditions de responsabilité des prévenus ou des accusés. C'est une question dont on ne se préoccupe pas toujours suffisamment.

M. EDOUARD VAILLANT. Eh bien ! il faut l'inscrire dans la loi !

M. LE SOUS-SECRÉTAIRE D'ETAT. Il y a des malheureux qui commettent des crimes et des délits et qui n'ont pas la plénitude de leur responsabilité, qui sont atteints de tares ancestrales, qui sont des malades. J'ai eu l'occasion, je le disais dans une dernière séance, de visiter beaucoup de prisons et de maisons centrales comme rapporteur du budget pénitentiaire, et j'ai constaté qu'il y a, malheureusement, dans les maisons, presque autant de fous que de coupables : c'est l'impression que j'en ai rapportée personnellement. J'approuve donc les paroles que vous avez prononcées.

Maintenant, vous n'êtes en désaccord avec la commission que sur une simple question de mise en pratique, sur une question d'application. Si vous voulez avoir confiance en nous et nous faire passer utilement dans les faits le texte qui vous est proposé par M. le rapporteur, vous pouvez être sûr que la promesse faite dans l'article 35 ne restera pas lettre morte. (*Très bien ! très bien ! à gauche et sur divers bancs.*)

A l'extrême gauche. Il ne s'agit pas de vous. Vous aurez des successeurs.

M. DURRE. Puisque nous sommes d'accord sur le principe de la réforme, pourquoi ne pas l'inscrire dans la loi ?

M. LE PRÉSIDENT. La parole est à M. Chastenet.

M. GUILLAUME CHASTENET. Il ne suffit pas, pour inscrire une disposition dans la loi, que cette disposition soit de raison et de bon sens.

M. EDOUARD VAILLANT. Celle que nous proposons est de nécessité.

M. GUILLAUME CHASTENET. Ce que vous demandez d'inscrire dans la loi est, remarquez-le, jurisprudence constante. Toutes les fois qu'un accusé, ou sinon lui, son avocat en fait la demande, le juge d'instruction ne fait aucune difficulté à commettre un expert, je veux dire à ordonner une expertise médico-légale.

Ce n'est pas seulement en matière de conseils de guerre que cette mesure d'instruction s'impose ; c'est une règle qui domine toute notre législation ; mais je le répète, c'est une disposition qui n'a pas besoin d'être inscrite dans la loi.

Je le dis pour l'honneur de notre œuvre : il faut que les lois que nous votons revêtent la forme qui convient à une œuvre législative. Quand on fait une loi, on ne fait pas le commentaire d'une loi. En vérité, je vous le demande, est-il possible de charger ou de surcharger les lois comme, depuis quelque temps, nous avons tendance à le faire ? (*Très bien ! très bien ! à gauche.*)

M. COMPÈRE-MOREL. On ne prend jamais trop de précautions.

M. GUILLAUME CHASTENET. Il ne faudrait cependant pas que nous fissions passer dans nos lois tous les commentaires auxquels elles peuvent donner lieu, tous les arrêts ayant pour but de les expliquer. Je ne comprends pas, quant à moi...

M. ALLEMANE. Vous avez tort de ne pas comprendre. Il y a trop d'exemples qui vous invitent à comprendre. Nous avons besoin de garanties essentielles contre lesquelles personne ne se puisse dresser.

M. Guillaume Chastenet. Mais les garanties...

M. Bouveri. Les garanties sont insuffisantes.

M. Guillaume Chastenet. Les garanties, dites-vous, sont insuffisantes. Croyez-vous, avez-vous l'illusion de croire que c'est dans l'abus des textes et des dispositions législatives que nous trouverons plus de garanties ? (*Très bien! très bien! au centre et sur divers bancs.*)

La jurisprudence peut vous donner des garanties au moins égales. Il ne faudrait pas, cependant, vouloir prévoir toutes les espèces et refondre aujourd'hui, par exemple, nos codes, pour y faire entrer tous les recueils de Sirey et de Dalloz. Il faut que nous fassions des lois qui ressemblent à des lois et qui n'aient pas l'air de commentaires désordonnés. (*Très bien! très bien!*)

M. le président. La parole est à M. Durre.

M. Durre. Messieurs, nous maintenons notre texte, d'abord parce que ce texte vise surtout les antécédents héréditaires. Les faits que j'ai cités à la tribune, hier, avec les condamnations qui s'en sont suivies pour de malheureux soldats, avaient pour but de démontrer justement que les condamnés étaient très souvent victimes de tares héréditaires.

M. Pozzi. Je demande la parole.

M. Durre. Dans ce que nous propose la commission, il n'est pas du tout question de ces antécédents héréditaires. Nous voudrions, nous, qu'une enquête fût faite à ce point de vue, et que cette enquête permît, quand il y a lieu, d'atténuer la gravité des fautes commises par les inculpés. C'est pourquoi nous supplions la Chambre de voter notre texte, qui est, je le répète, clair et précis. C'est, du reste, cette qualité qui l'a fait accepter par l'honorable M. Chéron, sous-secrétaire d'Etat de la guerre. (*Applaudissements à l'extrême gauche.*)

M. LE PRÉSIDENT. La parole est à M. Willm.

M. ALBERT WILLM. Je n'aurai que quelques observations à présenter pour approuver la proposition de mon collègue et ami, M. Durre.

La loyauté de M. le sous-secrétaire d'Etat de la guerre n'est assurément pas en jeu ; mais son œuvre durera plus que lui, et c'est contre ceux qui viendront après lui qu'il est nécessaire de prendre des précautions, car, si j'admets la loyauté du sous-secrétaire d'Etat actuel, je ne m'engage pas pour l'avenir. J'estime que c'est déjà beaucoup de s'engager pour le présent et qu'une mesure de cette nature dépasse de beaucoup l'œuvre de ceux qui la proposent, la discutent et la votent. Je suis surpris de rencontrer de la part de la commission et du gouvernement les résistances que nous éprouvons. Nous n'entendons nullement, comme le pensait M. Chastenet, faire un commentaire de la loi ; nous prenons simplement des précautions. Je m'insurge, à ce sujet, contre la thèse de mon collègue et ami, M. Labori, à savoir qu'une loi ne doit pas être trop précise...

M. LE RAPPORTEUR. Je n'ai pas dit cela.

M. ALBERT WILLM. Je m'en tenais à l'interprétation donnée par M. le sous-secrétaire d'Etat...

M. GUILLAUME CHASTENET. Une loi n'est jamais assez précise.

M. ALBERT WILLM. ...et cela m'étonnait d'autant plus de la part de M. Labori, qu'il sait que la difficulté à laquelle nous nous heurtons constamment, c'est justement le manque de précision des textes législatifs. Les travaux préparatoires, les discussions, tout cela reste lettre morte pour les tribunaux et ne compte pas pour les magistrats. Croyant avoir fait œuvre utile, vous n'avez fait qu'œuvre vaine, car les magistrats ne statuent que d'après les textes écrits et ne tiennent aucun compte, soit de nos délibérations, soit des commentaires qui accompagnent la loi. Nous voulons être garantis contre toute interprétation arbitraire ou fantaisiste, parce que la loi doit s'appliquer à des jeunes gens, à l'âge où, généralement, les tares héréditaires se font sentir plus activement qu'à un âge antérieur ou plus avancé.

Nous voulons qu'on sache exactement quelle est l'intégralité de la responsabilité de celui qui a à répondre d'un délit ou d'un crime. Voilà pourquoi nous entendons prendre cette précaution. Elle doit nous défendre contre l'arbitraire ou la fantaisie de magistrats qui, si bien intentionnés qu'ils soient, sont trop souvent prisonniers du texte et ignorent l'esprit de la loi. (*Applaudissements à l'extrême gauche.*).

M. LE PRÉSIDENT. La parole est à M. le rapporteur.

M. LE RAPPORTEUR. Messieurs, puisque M. Willm me fait l'honneur de me mettre en cause, permettez-moi de poser nettement la question. Sur le fond, nous sommes tous d'accord. Je n'ai jamais dit qu'une loi ne doit pas être trop précise. Je suis d'un avis contraire. C'est parce que le texte de l'honorable M. Durre ne me paraît pas répondre à cette nécessité de précision que j'ai demandé hier la permission de l'examiner. Je vous propose aujourd'hui de l'incorporer implicitement dans l'article 35, qui laissera à un règlement d'administration publique le soin de préciser les conditions d'application d'un principe que nous approuvons.

M. Durre propose de décider que, chaque fois qu'il en sera fait la demande par l'inculpé, par sa famille ou par son défenseur, le juge instructeur commettra un médecin qui aura à rechercher et à établir, au point de vue médical, les antécédents personnels et héréditaires de l'inculpé.

M. DURRE. Vous le faites pour les antécédents moraux. Pourquoi ne le feriez-vous pas pour les antécédents physiques ?

M. LE RAPPORTEUR. Si la loi impose dans ses termes une pareille obligation, il n'y aura pas une affaire où, sous le moindre prétexte, on ne soit exposé à voir l'inculpé ou sa famille demander, en tout état de cause, l'examen médical, la recherche des antécédents héréditaires et personnels. Je dirai volontiers que, moins il y aura d'antécédents, plus il sera long et difficile de les trouver. On s'engagera ainsi dans une voie qui, sans présenter d'avantages au point de vue de la justice, pourra devenir extrêmement dangereuse. Il n'est pas douteux que si un règlement d'administration publique, comme vous l'aurez prescrit par la loi — car vous l'aurez dit dans la loi — a réglé avec sagesse l'obligation pour le juge de procéder à l'examen mental, s'il y a lieu, vous n'avez pas à craindre qu'un successeur de M. Chéron vienne détruire votre œuvre.

A gauche. Il n'aura pas de successeurs ! (*On rit.*)

M. LE RAPPORTEUR. S'il en avait un, ce ne serait, j'imagine, que parce qu'il aurait eu de l'avancement et qu'il serait devenu ministre ; dans ce cas, il serait encore là pour assurer l'exécution du règlement d'administration publique auquel il aurait collaboré. (*Sourires.*)

Vous voyez donc que vous pouvez très bien admettre le texte proposé par la commission. Encore une fois, votre vote aura cet avantage de marquer l'intention qu'a la Chambre de donner à la défense toutes les garanties auxquelles elle a droit, et d'assurer que l'examen mental des inculpés qui, en effet, a chaque jour davantage une importance considérable, sera fait de la façon la plus sérieuse et de manière à éviter tous les périls que quelques-uns semblent redouter. (*Très bien ! très bien ! à gauche. — Bruit à l'extrême gauche.*)

M. ALBERT WILLM. Vous savez bien que, devant les tribunaux, les opinions exprimées au cours des travaux préparatoires sont sans valeur ; seul, le texte de la loi compte.

M. LE PRÉSIDENT. La parole est à M. Pozzi.

M. POZZI. Le débat qui s'est élevé entre M. Durre et la commission a porté, tout d'abord, sur le point suivant : faut-il introduire dans la loi le texte que proposait M. Durre, ou, au contraire, peut-on se contenter de la rédaction de la commission ?

L'observation que je désire présenter porte sur la rédaction proposée par M. Durre. Notre collègue a insisté pour qu'on adoptât les termes : « rechercher les antécédents héréditaires et personnels des inculpés ». Cette formule est absolument insuffisante. Une personne peut avoir des antécédents héréditaires qui prédisposent, dans un très grand nombre de cas, à une débilité mentale de nature à constituer une circonstance atténuante ; mais, en sens inverse, tous ceux qui ont des antécédents héréditaires ne doivent pas, forcément, être tenus comme innocents, ni même comme ayant une responsabilité sensiblement atténuée.

En particulier, les exemples qu'a cités hier M. Durre, et qui pourraient peut-être servir éventuellement d'indication aux experts, ne sont nullement probants, à mon avis. Il ne suffit pas que le père d'un inculpé ait été un violent, se soit livré à des excentricités, pour qu'on soit moralement obligé d'acquitter cet inculpé, quand il s'est livré plus tard à des voies de fait sur ses supérieurs.

La formule de M. Durre est donc défectueuse ; si l'on devait rédiger la proposition de M. Durre en texte de loi, il faudrait adopter la formule : « examen mental » et non pas « examen des antécédents héréditaires ».

M. CHARLES BENOIST. Mais qui procédera à l'examen du médecin)? (*Rires.*)

M. Dejeante. Et les policiers ?

M. le président. La parole est à M. Allard.

M. Maurice Allard. Si nous nous opposons à la proposition de M. le rapporteur c'est que, d'une façon générale, nous nous méfions des règlements d'administration publique.

Trop souvent, la Chambre, ne voulant pas aller jusqu'au bout de son œuvre, s'en rapporte à des conseillers d'Etat pour accomplir la tâche qu'elle devrait faire elle-même. Nous l'avons vu pour la loi de séparation. Je demande que la Chambre, consciente de sa mission propre, légifère elle-même et ne s'en rapporte pas à des conseillers d'Etat pour faire des lois qui doivent être faites par elle.

Je ne veux répondre qu'un mot aux observations de M. Pozzi.

Il est possible qu'au point de vue médical la proposition de notre collègue M. Durre ne soit pas suffisamment rédigée selon la formule, mais M. Pozzi voudra bien reconnaître que nous ne pouvons pas, dans un texte de cette nature, introduire tout un traité de pathologie mentale.

Il y aurait cependant un moyen auquel M. Durre et ses amis ne s'opposent nullement, de tenir compte des observations de M. Pozzi et de lui donner en partie satisfaction, ce serait de ne pas s'en rapporter au conseil d'Etat du soin d'élaborer un règlement d'administration publique, et de maintenir le texte de notre collègue, mais en le modifiant légèrement.

Nous consentons volontiers à ce que, à l'expression trop générale « au point de vue médical », qui pourrait permettre, en effet, aux accusés de retarder la procédure et le jugement en invoquant n'importe quel prétexte médical, on substitue la formule : « au point de vue mental ». Alors, M. Pozzi, au nom de la faculté, et M. le rapporteur, reconnaissant la précision de notre texte, admettront notre formule et la recommanderont au vote de la Chambre.

Je demande donc à M. le sous-secrétaire d'Etat, à M. le rapporteur, de ne pas s'obstiner dans cette pratique détestable des règlements d'administration publique et de ne pas s'opposer à ce que nous insérions dans la loi une précision indispensable.

M. Labori a objecté que les inculpés devant les tribunaux militaires auraient, si notre proposition était votée, une situation privilégiée par rapport aux inculpés de droit commun. Mais les inculpés militaires ont besoin, précisément à cause de leur jeunesse, alors que l'irresponsabilité, souvent latente, n'apparaît pas encore...

M. CACHET. S'ils étaient fous, ils ne seraient pas soldats.

M. MAURICE ALLARD. ...d'être examinés avec plus de soin que les inculpés de droit commun qui ont généralement atteint l'âge d'homme. Au surplus, le progrès que nous voulons apporter à la juridiction militaire pourra être introduit demain dans la juridiction civile.

Remarquez, en outre, que si, devant la juridiction civile, le magistrat instructeur ou le tribunal, à la demande des intéressés ou d'office, commet un médecin pour l'examen mental de l'inculpé, il n'en est pas de même devant les tribunaux militaires, qui se sont toujours montrés réfractaires à ces pratiques.

Pour que cet examen mental devienne de pratique courante devant les tribunaux militaires, il faut que cette disposition soit insérée dans la loi ; les juges militaires, la famille de l'inculpé et les avocats seront alors avertis.

Un règlement d'administration publique ne donnera pas du tout les mêmes résultats qu'une inscription précise et nette dans une loi.

Nous insistons donc auprès de la Chambre avec la dernière énergie. Il n'y a aucun inconvénient à insérer dans la loi cette prescription modifiée commé je viens de l'indiquer, c'est-à-dire en substituant les mots « au point de vue mental » aux mots « au point de vue médical ». Une telle disposition ne peut présenter que des avantages.

Voici, dès lors, quel serait le texte :

« Chaque fois qu'il en sera fait la demande par l'inculpé, la famille ou le défenseur, le juge instructeur devra commettre un médecin pour rechercher et établir, au point de vue mental, les antécédents personnels et héréditaires de l'inculpé. »

Je crois que personne, dans cette Chambre, ni M. le sous-secrétaire d'Etat, ni M. le rapporteur, ne s'y opposera. (*Applaudissements à l'extrême gauche.*)

M. LE PRÉSIDENT. La parole est à M. Vaillant.

M. EDOUARD VAILLANT. Je crois également qu'il est nécessaire que cette disposition soit insérée dans la loi. Ce sera un précédent et la réforme, une fois adoptée en matière militaire, s'imposera à la législation criminelle de droit commun : car dans tous les cas on devrait prescrire un examen médical avant qu'un jugement intervienne. C'est une réforme judiciaire nécessaire et, de toutes, la plus importante.

Le citoyen Durre accepte de substituer, comme le propose le citoyen Allard, le mot « mental » au mot « médical ». Je ne m'y opposerai pas. Cependant, j'avoue que, surtout avec la mention des antécédents individuels et héréditaires, je préférerais la première rédaction, parce qu'elle était ainsi plus générale et, en même temps, aussi précise. L'examen médical comprend, en effet, en ce cas, comme partie intégrante nécessaire, l'examen mental de l'accusé ; mais il ne s'en tient pas là : il recherche toutes les causes, tant héréditaires qu'individuelles dont l'accusé a été l'agent plus ou moins conscient.

Je ne comprends guère les objections présentées par M. Pozzi. En effet, si la plupart ou la totalité des crimes sont commis par des dégénérés qui sont loin d'être des aliénés, au sens strict du mot, ou même partiels, il est nécessaire, avant de prononcer un jugement, de constater l'état de dégénérescence de l'accusé.

Il n'est pas toujours facile ni même possible de le déterminer par des signes physiques ou apparents chez l'individu soumis à l'examen. Souvent, ces signes ne sont pas physiquement déterminables ou n'existent pas sous cette forme.

C'est pourquoi il est absolument nécessaire de remonter aux antécédents individuels et héréditaires, souvent l'on peut déterminer ainsi la dégénérescence intellectuelle et morale d'un individu, alors que son examen physique ne la révèle pas. Voilà pourquoi le mot « médical », en mentionnant la recherche des influences diverses qu'a subies l'accusé, me paraît très exact.

A titre de précédent pour une législation générale, il faudrait conserver une rédaction de même sens, sauf à l'expliquer sans aucune ambiguïté.

Mais si M. Durre admet la substitution proposée par M. Allard, je l'accepte très volontiers, car la réforme désirée aura déjà fait un grand pas. Nous espérons que, plus tard, dans la législation générale judiciaire, nous établirons qu'il devra être procédé à un examen médical complet de l'accusé, et non seulement dans le cas où cet examen sera réclamé par lui-même, ses parents ou son défenseur, comme le demande l'amendement, mais dans tous les cas, et d'office ; sans cela, on ne pourra jamais connaître ni culpabilité ni responsabilité. (*Très bien ! très bien ! à l'extrême gauche.*)

M. président. M. Durre maintient l'article nouveau qu'il propose d'insérer entre les articles 34 et 35. Je donne une nouvelle lecture de cet article nouveau, modifié conformément à la proposition de M. Pozzi :

« Chaque fois qu'il en sera fait la demande par l'inculpé, la famille ou le défenseur, le juge instructeur devra commettre un médecin pour rechercher et établir, au point de vue mental, les antécédents personnels et héréditaires de l'inculpé. »

Je mets aux voix le texte de M. Durre.

Il y a une demande de scrutin signée de MM. Betoulle, Ferrero, Dufour, Willm, Lecointe, Delory, Dejeante, Lamendin, Vigne, Carlier, Marietton, Nicolas, Allemane, Vaillant, etc.

Le scrutin est ouvert.

(Les votes sont recueillis. — MM. les secrétaires en font le dépouillement.)

M. le président. Voici le résultat du dépouillement du scrutin.

Nombre de votants. 560
Majorité absolue. 281
Pour l'adoption. . . . . . : 259
Contre. 301

La Chambre des députés n'a pas adopté.

. . . .

[Article 35.]

. . . .

M. le président. Je mets aux voix l'article 35 dont voici le texte :

« Art. 35. — Des règlements d'administration publique détermineront :

« 1° Les mesures nécessaires à l'exécution de la présente loi ;

« 2° *Les conditions dans lesquelles il y aura lieu de prévoir et d'assurer l'examen mental des inculpés ;*

« 3° Les conditions d'application de la présente loi à l'Algérie, aux colonies et dans les pays de protectorat ;

« 4° La composition des tribunaux pénitentiaires spéciaux des colonies, leur compétence et les règles de la procédure à suivre dans ces juridictions. »

(L'article 35, mis aux voix, est adopté.)

. . . .

III

AU CONGRÈS DE NANTES

La question de l'aliénation mentale dans l'armée

CONCLUSIONS DU RAPPORT GRANJUX [1]

Cette étude de l'aliénation mentale dans l'armée, faite exclusivement au point de vue pratique, peut se résumer dans les conclusions suivantes :

D'après la statistique médicale de l'armée, les aliénés y figurent dans la proportion de 0,6 p. 1 000 — chiffre inférieur à la réalité, car il y a encore un certain nombre d'aliénés méconnus.

I. Considérant que cette introduction des aliénés dans l'armée tient, d'une part, à l'impossibilité de faire un examen psychiatrique au conseil de revision tel qu'il fonctionne actuellement et, d'autre part, à

---

1. Ce travail était terminé et imprimé quand nous avons eu connaissance des rapports des docteurs Granjux et Rayneau au Congrès de Nantes, sur l'aliénation mentale dans l'armée.

l'acceptation d'engagés volontaires composés en grande partie d'anormaux psychiques, il y a lieu de demander :

1°) Que l'instruction ministérielle, publiée chaque année à l'occasion des conseils de revision, *oblige l'administration* à faire connaître au conseil les conscrits qui auraient été l'objet de placements, même volontaires, dans les asiles, et les *maires* à signaler les individus notoirement déséquilibrés.

(Ces derniers renseignements devraient être fournis dès la formation des tableaux de recensement, de façon à permettre de faire, avant la réunion du conseil de revision, les enquêtes nécessaires.)

2°) La suppression de la restriction apportée à la réforme des « bons absents », quand celle-ci est motivée par des troubles mentaux.

3°) L'examen psychiatrique, lors de la visite d'incorporation des « bons absents », des porteurs de stigmates physiques de dégénérescence, des tatoués, des illettrés ;

4°) La production, par tout individu voulant contracter un engagement volontaire, d'un certificat médical constatant qu'il ne présente pas de troubles cérébraux caractérisés, établi, de préférence, par le médecin de la famille.

5°) L'examen psychiatrique par le médecin du bureau de recrutement, de tout individu voulant contracter un engagement volontaire.

II. Considérant que dans les Compagnies de discipline l'aliénation mentale entraîne 3 à 6 fois plus de réformes que dans le reste de l'armée, ce qui tient à ce que ces militaires ne sont pas examinés au point de vue mental, il y a lieu de demander :

1°) L'adjonction, au dossier de tout individu en prévention de conseil de discipline, d'un certificat médico-légal établi par le médecin du corps ;

2°) L'examen psychiatrique des « candidats aux compagnies de discipline » fait dans les corps de troupe par une commission composée de médecins de réserve aliénistes et des médecins du corps, avant que ces candidats aient atteint le nombre de jours de punition nécessaires pour motiver leur comparution devant le conseil de discipline.

III. Considérant que dans les établissements pénitentiaires militaires la proportion des aliénés est trois fois plus commune dans l'armée en raison de ce que, souvent, les juges ne se sont pas doutés que les actes commis par ces délinquants étaient le résultat de leur mentalité maladive, il y a lieu de demander :

1°) Que tout homme en prévention de conseil de guerre soit l'objet d'un examen médico-légal ;

2°) Que l'enseignement psychiatrique inauguré par Régis, à Saint-Maixent, soit étendu à toutes les Ecoles d'officiers.

IV. Les données des guerres les plus récentes ayant montré dans les armées en campagne l'éclosion de psychoses beaucoup plus nombreuses qu'en temps de paix (2 p. 100 chez les Russes, en Mandchourie) et les dangers qui en résultent, la nécessité s'impose, pour les armées européennes, de prévoir une *assistance psychiatrique de campagne*.

D'après l'expérience de la guerre russo-japonaise, cette assistance psychiatrique de campagne doit être ainsi comprise : au front des hôpitaux de campagne psychiatriques ; dans la zone des étapes, un hôpital d'évacuation psychiatrique et, à ses côtés, un asile pour les non-transportables. Sur la route d'étapes, des hôpitaux auxiliaires psychiatriques pour recevoir temporairement les aliénés ne pouvant plus continuer leur route. Les asiles du territoire comme terminus. Les évacuations demandent un personnel et un matériel spéciaux.

Dans ces conditions, l'exécution de l'assistance psychiatrique en campagne ne peut être assurée que par le concours des aliénistes et des médecins militaires, ceux-ci ayant l'obligation de posséder des connaissances suffisantes en psychiatrie et ceux-là de se « militariser ».

V. Considérant : que dans différentes armées européennes, Russie, Allemagne, Autriche-Hongrie, Italie, des efforts ont été faits en vue d'élever le niveau des connaissances psychiatriques et de faciliter la spécialisation de quelques médecins militaires, de façon à avoir au moins un psychiatre dans chaque corps d'armée ;

Que, en France, les élèves militaires des Ecoles de Lyon et de Bordeaux reçoivent, depuis quelque temps, un enseignement psychiatrique continué pendant leur séjour au Val-de-Grâce, et qu'un certain nombre d'entre eux voudraient se perfectionner dans cette voie par des stages dans les asiles ;

Il y a lieu de demander :

1°) Que l'enseignement psychiatrique organisé à Lyon et à Bordeaux par les professeurs Pierret et Régis soit encouragé et développé ;

2°) Que cet enseignement figure dans le programme non seulement du Val-de-Grâce, mais des autres écoles d'application (Toulon et Marseille) et y prenne une place importante ;

3°) Que toutes facilités soient accordées aux médecins militaires ayant montré du goût et de l'aptitude pour la psychiatrie, en vue de se perfectionner dans cette science par des stages dans les asiles ou cliniques ;

4°) Que l'on profite des appels des psychiatres professionnels pour organiser les commissions mixtes de dépistage des aliénés dans les corps de troupe, et faciliter l'instruction psychiatrique des médecins militaires.

VI. La solution de cette troublante question « l'aliénation mentale dans l'armée » est donc tout entière dans la collaboration intime dès le temps de paix des aliénistes et des médecins militaires, qui seule permet d'assurer *l'assistance médicale psychiatrique* dans les conditions de justice et de bonté qui honorent un pays.

CONCLUSIONS DU RAPPORT RAYNEAU

Il y a *inadaptabilité* entre l'état psychique de certains individus et les exigences de la vie militaire.

En dehors de cette inadaptabilité, certains autres facteurs interviennent dans la production des troubles mentaux chez les soldats. Ce sont les fatigues inhérentes au métier, les coups de chaleur, l'alcoolisme, la syphilis, les maladies infectieuses et des pays chauds ; les auto-intoxications et les traumatismes, mais c'est la *prédisposition* qui joue le rôle principal.

Bien des délits de droit commun ou des délits purement militaires sont le fait de *faibles d'esprit*, de *déséquilibrés*, *d'épileptiques d'hystériques* ou de *paralytiques généraux*.

La désertion, notamment, est souvent une fugue pathologique, voilà pourquoi l'étude des fugues a une importance capitale en médecine légale militaire.

Les deux états psychopathiques prédominants chez les soldats sont la *dégénérescence* sous toutes ses formes et la *démence précoce*.

L'affection mentale la plus fréquente chez les officiers et les soldats de carrière est de beaucoup la paralysie générale.

Le délire alcoolique vient ensuite pour les officiers, les rengagés et les coloniaux qui sont aussi victimes des psychoses dues au paludisme, aux insolations et autres affections des pays chauds

On constate aussi un certain nombre de cas de psychoses dues aux traumatismes. La paralysie générale traumatique est extrêmement rare.

La *nostalgie* a presque disparu, par suite du recrutement régional et de la réduction du service militaire.

Des *psychoses d'épuisement* ont été observées dans les armées en campagne.

Les *neurasthéniques accidentels* peuvent tirer le plus grand bénéfice de la vie militaire, tandis que le séjour dans l'armée ne saurait être profitable à ceux qui tiennent leur affection de la dégénérescence.

Bien des militaires pris pour des *simulateurs* et condamnés comme tels étaient des dégénérés.

La simulation totale est, en effet, extrêmement rare et la plupart des cas cités par les anciens auteurs paraissent rentrer dans la *sur-simulation*.

Les *auto-mutilateurs* doivent être considérés comme suspects au point de vue mental.

Le conseil de revision étant impuissant à assurer l'exclusion de l'armée des non-valeurs mentales, il est indispensable que l'autorité administrative signale, au préalable, tous les conscrits que la notoriété publique désigne comme tarés psychiques. Ils seront l'objet d'un examen spécial.

C'est particulièrement pour les engagés volontaires que la vérification cérébrale s'impose avec le plus d'urgence, puisque c'est par voie d'engagement que la plupart des tarés pénètrent dans l'armée.

Nul ne devrait être admis à contracter un engagement sans fournir les pièces suivantes :

1° Un certificat du maire de sa résidence constatant que la notoriété publique ne lui attribue aucune infirmité mentale ;

2° Un certificat médical constatant qu'il est sain d'esprit.

Ce dossier sera complété par une enquête de la gendarmerie sur ses antécédents personnels et héréditaires, d'après un questionnaire.

L'acceptation ne sera prononcée qu'après vérification de ces pièces et un examen psychique sérieux.

Les *bons absents* seront aussi l'objet de pareille mesure.

Quelques débiles ne pouvant être dépistés qu'après un certain temps de service, il est indispensable que les officiers et sous-officiers reçoivent quelques notions générales de psychiatrie leur permettant de reconnaître et de signaler au médecin les anormaux psychiques.

Tout homme en prévention de conseil de discipline ou de conseil de guerre devra être l'objet d'une expertise mentale.

Il est désirable que chaque corps d'armée soit doté d'un aliéniste militaire, chargé des examens qui peuvent se présenter et du service de la prison.

En attendant que cet idéal puisse se réaliser, les expertises seront faites en commun par des médecins militaires et des aliénistes de carrière.

Dans les cas douteux et de simulation, l'examen mental devra se faire à l'hôpital. Les hommes seront en observation, placés sous la surveillance d'infirmiers dressés pour ce genre de maladies.

INDICATIONS BIBLIOGRAPHIQUES

INDICATIONS BIBLIOGRAPHIQUES

—————

Aicherwlad. Des psychoses chez les militaires. (*Moniteur neurologique*, fasc. 2, 1902.)

Alt (Conrad). Les faibles d'esprit au régiment. (*Revue philanthropique*, 19 octobre 1905.)

Antheaume (A.) et Mignot (Roger). La période médico-légale prodromique de la démence précoce. (*L'Encéphale*, 2 février 1907.)

Antheaume (A.) et Mignot (Roger). Insolation et paralysie générale. (*L'Encéphale*, 9 juin 1908.)

Arnould. Suicide dans l'armée. (*Archives d'anthropologie criminelle et des sciences pénales*, t. VIII, 1891.)

Aubanel. Observations médico-légales sur l'état mental d'un officier de l'armée d'Italie. (*Annales médico-psychologiques*, 1851, p. 443.)

Aubin. Statistique des aliénés militaires de l'asile de Marseille. (*Thèse de Montpellier*, 1886-1887.)

Bennecke. Maladies mentales à l'hôpital militaire de Dresde. (*Archiv. für Psychiatrie*, t. XXXVII, fasc. 3, 1903.)

Bertillon. De l'aliénation mentale et du suicide dans l'armée française (*Union médicale*, 15 septembre 1870, et *Annales médico-psychologiques*, p. 421, 1870.)

Bett. Les simulateurs. (*Ueber simulanten. — Der Militaerarzt*, 29 avril 1904.)

Blondel. Les automutilateurs. Étude psycho-pathologique et médico-légale. (*Thèse de Paris*, 1906.)

Boigey. Mentalité et tatouages chez les disciplinaires. (*Le Caducée*, n° 3, 2 février 1907.)

Boigey. La neurasthénie dans l'armée. (*Revue neurologique*, n° 20, 30 octobre 1904.)

Bonain. Vagabondage impulsif. (*Annales d'hygiène et de médecine coloniale*, n° 4, 1907.)

Bonnette. La limite d'âge physiologique des engagements volontaires. (*Le Caducée*, n° 3, 4 février 1905, p. 39.)

Bonnette. L'expertise psychiatrique dans l'armée. (*Le Caducée* 18 novembre 1905.)

Bourneville. Aliénés méconnus et condamnés. (*Progrès médical*, mai 1900, p. 328.)

Braun et Marotte. Troubles psychiques d'origine otique. Leur importance médico-légale. (*Arch. méd. et ph. militaire*, L, 1907, p. 409.)

Brissaud. Traumatisme et paralysie générale. (*Congrès des aliénistes et neurologistes.* (Rennes, 1906. — *L'Encéphale*, n° 6, novembre 1906, p. 608.)

Burgaloni. La psychiatrie en justice militaire. (*An. in Annales médico-psychologiques*, juillet-août 1900.)

Caillet. De la simulation des troubles mentaux chez les criminels, ses rapports avec la dégénérescence. (*Thèse de Bordeaux*, 1908.)

Campeano (M.) *Essai de psychologie militaire individuelle et collective*, 1 volume. Paris 1902, A. Maloine, éditeur.

Catrin. *L'aliénation mentale dans l'armée.* Une brochure in-12, Paris 1901. Rueff, éditeur.

Cavasse. Les dégénérés dans l'armée. (*Thèse de Bordeaux*, 1903.)

Cazeneuve. Engagement volontaire et dégénérescence mentale. (*Thèse de Lyon*, 1904-1905.)

Chaïkévitch. Des troubles mentaux liés à la guerre russo-japonaise. (*Société de neuropathologie et de psychiatrie de Moscou*, 26 novembre 1904.)

Challan de Belval. Conséquences médico-légales de l'épilepsie dans l'armée. (*Congrès des aliénistes et neurologistes,* Bordeaux, 1895.)

CHALLAN DE BELLEVAL. Des impulsions irrésistibles des épileptiques. (*Congrès des aliénistes,* Bordeaux, 1895. — *Archives de neurologie,* 1895, XXX, 247.)

CHAMPEAUX. La psychologie du soldat. (*Revue médicale,* 15 août 1908.)

CHAUVEL. Des pertes que subissent par la réforme les engagés volontaires dans les différentes armes. (*Le Caducée,* 20 janvier 1906, p. 19.)

CHAVIGNY. Simulation de la crise d'épilepsie. (*Bulletin médical,* n° 29, 14 avril 1906. — *An. in Rev. neurol.,* n° 15, 15 août 1906.)

CHAVIGNY. Diagnostic rétrospectif des troubles mentaux par les sillons onguéaux. (*Le Caducée,* r° 18, 21 septembre 1909, p. 250.)

CHAVIGNY. Hystéro-traumatisme et ses conséquences médico-légales dans l'armée. (*Société de médecine militaire française,* n° 2, p. 33, 31 janvier 1908. — *An. in Rev. neurol.,* n° 2, 30 janvier 1909, p. 83.)

CHAVIGNY. L'homosexualité dans l'armée. (*Société d'hypnologie et de psychologie,* séance du 16 juin 1908. (*An. in Encéphale.* n° 2, 10 février 1909.)

CHAVIGNY. *La Simulation dans l'armée,* 1 vol., Paris, 1907.

CHAVIGNY. La débilité mentale considérée spécialement au point de vue du service militaire. Son expertise médico-légale. (*Annales d'hygiène publique et de médecine légale,* mai 1909.)

CHOUX. Considérations sur l'incontinence nocturne d'urine observée chez les jeunes soldats et sur une de ses variétés de cause psychique. (*Archives générales de médecine,* 1893, 1 et 2, p. 39 et 176. — *An. in Arch. méd. et ph. milit.,* XXI, 1893, p. 317.)

CHRISTIAN. Les engagés dégénérés dans les régiments. (*Congrès des aliénistes et neurologistes de Marseille,* 1899.)

CLAUDE et BAUDOIN. Sur une forme de délire ambulatoire automatique conscient chez les épileptiques. (*L'Encéphale*, n° 2, février 1907, p. 180.)

CORDILLET. Un cas d'automatisme ambulatoire chez un jeune soldat. (*Archives médicales et pharmaceutiques militaires*, LI, 1908, p. 49.)

CORRE. Aperçu général de la criminalité militaire en France.

COULONJOU. Un cas d'automatisme ambulatoire au cours du service militaire. (*Annales médico-chirurgicales du Centre*, 18 mars 1906. p. 125. — *An. in. Rev. neurologique*, n° 15, 15 août 1906.)

COULONJOU. Un cas d'automatisme ambulatoire au cours du service militaire. (*Annales médico-chirurgicales du Centre*, 18 mars 1906.)

COUSTAN. *Aide-mémoire de médecine militaire*, 1897.

DARRICARÈRE. La paralysie générale dans l'armée. (*Thèse de Paris*, 1890.)

DÉLEITO (G.). Degré de responsabilité chez les accusés et de son appréciation par le médecin légiste. (*Revista sanidad milit.*, 1er septembre 1907.)

DEMMLER (A.). Le dossier sanitaire devant les conseils de révision. Comment on doit l'établir. (*Progrès médical*, 13 janvier 1906.)

DENOMINI. Des impulsions morbides à la déambulation au point de vue médico-légal. (*Thèse de Lyon*, 1893.)

DOHN. Remarques sur le cas du lieutenant Rüger; attaque à la main armée contre supérieur. (*Allgem. Zeitschrift für psychiatrie*, 8 octobre 1902, p. 765.)

DUBOURDIEU (V.). Contribution à l'étude de l'automatisme ambulatoire. Dromomanie des dégénérés. (*Thèse de Bordeaux*, 1894.)

DUCOSTÉ. Fugues dans la démence précoce. (*L'Encéphale*, n° 6, novembre 1906, p. 579.)

DUFOUR. Rapport médico-légal sur l'état mental du nommé Martin. (*Ann. méd. psych.*, 1881, vol. II, p. 399.)

DUFOUR (E.). De la folie chez les militaires. (Notice statistique sur les militaires admis à l'asile d'Armentières de 1838 à 1872). (*Annales médico-psychologiques*, juillet 1872.)

DUPONCHEL. De l'hystérie dans l'armée. (*Revue de médecine*, 10 juin 1886.)

DUPONCHEL. Étude clinique et médico-légale des impulsions morbides à la déambulation chez les militaires. (*Annales d'hygiène publique et de médecine légale*, juillet 1888, xx.)

DUPONCHEL. Traité de médecine légale militaire. (Paris, Doin, 1890.)

EPAULARD. Les joyeux. (*Presse médicale*, 10 février 1909, p. 105.)

ESCAUDE DE NESSIÈRES. L'alcoolisme des troupes en Nouvelle-Calédonie. (*Le Caducée*, 7 février 1903, p. 38. — *Annales d'hygiène et de médecine coloniale*, 1903, n° 1.)

ESCAUDE DE NESSIÈRES. Un cas d'automatisme ambulatoire chez un jeune soldat. (An. *Archives de médecine et de pharmacie militaire*, I. I, 1908, p. 41. — *Province médicale*, n° 39, 28 septembre 1907. — *An. in. Rev. neurol.*, n° 5, 15 mars 1908, p. 214.)

ESCAUDE DE NESSIÈRES. Les engagés volontaires. (*France militaire*, 9 novembre 1908.)

ESCAUDE DE NESSIÈRES. A propos des engagés volontaires. (*France militaire*, 25 novembre 1908.)

ESCAUDE DE NESSIÈRES. Une nouvelle conception de la responsabilité des experts près les conseils de revision. (*Société de médecine légale*, juillet 1904. — *Archives d'anthropologie criminelle*, 15 septembre 1904.)

FAMECHON. L'expertise psychiatrique dans l'armée. (*Le Caducée*, septembre 1905.)

FERRIS. Responsabilité et justice militaire. (*Thèse de Bordeaux*, 1896-1897. Rolin, éditeur.)

FÉVRIER et PARISOT. De l'automatisme ambulatoire; son

importance au point de vue médico-légal. (*Revue médicale de l'Est*, 1ᵉʳ juin 1904.)

FROISSART. La paralysie générale post-traumatique. (*Thèse de Paris*, 1907.)

GAUZY. Aliénation mentale chez les militaires. (*Thèse de Montpellier*, 1899-1900.)

GEHIN. Contribution à l'étude de l'automatisme ambulatoire et du vagabondage impulsif. (*Thèse de Bordeaux*, 1893.)

GRANJUX. Statistique médicale du corps expéditionnaire de Chine. (*Le Caducée*, 1902, p. 145.)

GRANJUX. Les aliénés dans l'armée. (*Congrès des aliénistes et neurologistes*, Marseille, 1899.)

GRANJUX. L'aliénation mentale dans l'armée. (*Bulletin médical*, 22 février 1902.)

GRANJUX. Les dégénérés dans les corps d'épreuve. (*Le Caducée*, 15 novembre 1902.)

GRANJUX. L'aliénation mentale dans la marine, dans les troupes métropolitaines et dans l'armée coloniale. (*Société de médecine légale*, 19 juillet 1905.)

GRANJUX. Prévention des maladies nerveuses ou mentales dans l'armée. (*Congrès des aliénistes et neurologistes*, Rennes, 1905, et Le *Caducée*, 5 et 19 août 1905.)

GRANJUX. Des classes d'anormaux aux bataillons d'Afrique. (*Société de médecine légale*, 1908.)

GRANJUX. Les aliénés dans l'armée au point de vue médico-légal. (Rapport au congrès de Nantes 1909.)

GRANJUX. L'expertise médico-légale et la question de responsabilité. (*Compte rendu du Congrès des aliénistes et des neurologistes à Genève. — Le Caducée*, 7 septembre 1907, n° 17, p. 229.)

GRANJUX. De l'examen mental des hommes en prévention de conseil de guerre. (*Le Caducée*, 21 décembre 1907, n° 24, p. 334.

GRANJUX. Les anormaux de l'école aux bataillons d'Afrique.

(*Bulletin médical*, 13 novembre 1907, n° 88, p. 976. — *An. in. Rev. neurol.*, 15 février 1908, n° 3, p. 132.)

Granjux. Les anormaux et le service militaire. *Communications au Congrès des aliénistes et neurologistes de Dijon.* (*Le Caducée*, n° 16, 22 août 1908, p. 215.)

Granjux. Neurasthénie et service militaire. (*Le Caducée*, n° 18, 19 septembre 1908, p. 248.)

Grandjux. Le rendement des engagés volontaires. (*Le Caducée*, n° 7, 3 avril 1909, p. 96.)

Grasset. Les maladies mentales dans l'armée et les fugues en psychiatrie. (*L'Encéphale*, octobre 1908.)

Haury. Les déserteurs à l'étranger. (*L'Encéphale*, n° 8, 1909.)

Haspel. *De la nostalgie.* Paris, 1873.

Hugues. La diffusion des études de psychiatrie dans l'armée. (*Le Caducée*, 21 décembre 1906.)

Ilberg (Georges). Sur les troubles cérébraux dans l'armée en temps de paix. Carl Marhold, Halle, 1903. (*Le Caducée*, 22 septembre 1905.)

Ilberg (Georges). Les maladies mentales dans l'armée. *Greuzboten*, 9 mai 1895.)

Jacoby (Paul). Les victimes oubliées de la guerre moderne. (*Archives d'anthropologie criminelle*, 15 juin 1904.)

Jansen. Considérations sur la nostalgie, 1869.

Joffroy et Mignot (Roger). *La Paralysie générale.* 1 volume. Paris, 1909. Doin, éditeur.

Joffroy et Dupouy. *Les Fugues.* 1 volume, Paris, 1909. Alcan, éditeur.

Jolly. Aliénation mentale dans l'armée allemande pendant la dernière guerre. (*Archiv. für Psychiatrie*, 1872.)

Jourdin. De la valeur physique et morale des engagés volontaires. (*Le Caducée*, 18 avril 1903.)

Jude (E.). *Les Dégénérés dans les bataillons d'Afrique.* Vannes, 1907. Le Beau, éditeur.

Jude (E.). Mentalité personnelle et mentalité acquise des soldats des bataillons d'Afrique. (*Le Caducée*, 9 janvier 1909.)

Jude (E.). Essai sur la crainte. (*Archives d'anthropologie criminelle*, 15 juin 1909.)

Kagi. La démence précoce dans l'armée. (*Thèse de Bordeaux*, 1904-1905. Cadoret, éditeur.)

Keraval. Les salles d'aliénés militaires en Russie. (*Le Caducée*, 5 décembre 1903, p. 315.)

Koster. De l'aliénation mentale chez les militaires. (*Irren-Freund*, 1871.)

Kovalevsky. *Psychopathologie légale générale.* Vigot frères, 1903.)

Lacausse. Les dégénérés psychiques étudiés spécialement au point de vue du service militaire. (*Thèse de Bordeaux*, 1889.)

Laurent. Les dégénérés dans les prisons. (*Ref. Arch. di psychiat.* 1889.)

Laurès et Régis. Troubles mentaux consécutifs à l'explosion du cuirassé *Iéna.* (*Le Caducée*, n° 15, 3 août 1907, p. 203.)

Lebrun. Hystérie dans l'armée belge. (*Arch. méd. belges*, 1903.

Lux. L'hystérie dans l'armée. (*Revue de l'hypnotisme*, octobre 1903. — *Le Caducée*, 5 décembre 1903.)

Marie (A.). Les aliénés dans la légion étrangère. (*Revue de psychiatrie*, septembre 1900.)

Martin. Les demi-fous et les demi-responsables au point de vue militaire. (*Archives médicales belges*, octobre 1907.)

Marvaud. *Les Maladies du soldat.* Paris, 1894.

Matignon. Troubles psychiques passagers consécutifs à des explosions de mines terrestres. (*Le Caducée*, n° 16, 17 août 1907, p. 217.)

Maury. *De la nostalgie dans l'armée.* Strasbourg, 1826.

Melnotte. La névrose du sud-algérien. (*Archives médicales et pharmaceutiques militaires*, 1906, 1, 240.)

Mignot (Roger). (Voir Antheaume.)

Mignot (Roger). Notes sur le développement physique des paralytiques généraux. (*Revue de médecine*, mars 1909.)

Mignot (Roger). (Voir Joffroy.)

Moinet et Villard. Six cas d'hystérie chez le soldat. (*Annales médicales et chirurgicales du Centre*, n° 9, 1909.)

Moty. La syphilis dans l'armée française. (*Le Caducée*, 16 décembre 1905, p. 335.)

Mutel. De la nostalgie. (*Thèse de Montpellier*, 1849.)

Nasse. Remarques sur les troubles intellectuels chez les militaires par suite de la guerre de 1866. (*Allgemeine Zeitschrift für Psychiatrie*, 1870.)

Ozéretskowsky. Des maladies mentales liées à la guerre russo-japonaise. (*Journal russe de médecine militaire*, 1906.)

Pactet. Les aliénés dans l'armée et dans les pénitenciers militaires. (*Revue de psychiatrie*, décembre 1906.)

Pactet et Colin. *Les aliénés devant la justice et dans les prisons*. Masson, Paris 1901.

Pagnier. Du vagabondage et des vagabonds. Étude psychologique et médico-légale. (*Thèse de Lyon*, 1906. Storck, éditeur.)

Pellegrini. *Folie et dégénérescence chez les soldats et carabiniers royaux*. 1 volume, 1904; Cantazario, éditeur.

Pitres et Regis. Les dégénérés dans l'armée. (*Le Caducée*, 20 décembre 1902.)

Raymond. Les délires ambulatoires et les fugues. (*Gazette des hôpitaux*, 2 et 9 juillet 1895, p. 754 et 787.)

Rayneau. Les aliénés dans l'armée au point de vue médico-légal. (Rapport au Congrès de Nantes, 1909.)

Rebierre (Paul). *Joyeux et demi-fous*. (1 volume, Paris, 1909. Maloine, éditeur.)

Régis. (Voir Pitres.)

Régis. L'expertise psychiatrique dans l'armée. (*Le Caducée*, 27 mai et 3 juin 1905.)

Régis. L'officier dans l'hygiène mentale du soldat. (*L'Informateur des aliénistes et neurologistes*, janvier 1909, et une brochure, Ch. Lavauzelle, 1909.)

Régis. *Précis de psychiatrie*. 1 volume, Paris, 1909. Doin éditeur.

Régis (E.). *La Médecine et le Pessimisme contemporain*. Imprimerie Gounouilhou, Bordeaux, 1898.

Régis (E.). *Les Fugues militaires au point de vue médico-légal*. (Juin 1909.)

Régis (E.). *Conférences de psychiatrie médico-légale aux avocats de Bordeaux*. Gounouilhou, 1907.

Régis (E.). La neurasthénie traumatique chez les artério-scléreux. (*Revue de médecine légale psychiatrique*, février 1906. — An. in Caducée, n° 8, 21 avril 1906, p. 110.)

Richardson. Influences des campagnes militaires sous les climats tropicaux dans la production de la folie. (*Comptes rendus du 36° Congrès de l'Association médico-psychologique américaine tenu à Richmond*, 22-25 mai 1900. — *An. in Caducée*, n° 4, 17 août 1901, p. 46.)

Roussel et Lesnes. Deux observations d'hystérie chez les soldats. Hystéro-traumatisme. Vagabondage impulsif. (*Le Caducée*, n° 15, 4 août 1906, p. 203.)

Roux. Hystérie chez un paludéen. (*Le Caducée*, n° 4, 15 février 1902, p. 47.)

Royer. Aphonie hystérique et aphonie simulée. (*Thèse de Lyon*, 1904. — *An. in Rev. neurol.*, 30 septembre 1906, p. 945.)

Royer. Les faibles d'esprit au régiment en Allemagne. (*Rev. philant.*, oct. 1905, p. 46.)

Salinas. Influence de la vie militaire sur les affections du système nerveux, en particulier de la psychose. (*Congrès de Madrid*, 1902.)

Sauvet. Aliénation mentale. Suicide. (*Ann. méd. psych.*, 1847, p. 125.)

Schrœter. Observation des militaires dans les asiles. (*Allgemeine Zeitschrift für Psychiatrie*, t. LIV, fasc. 5, 1898.)

SCHULTZE (Ernst). *Des psychoses chez les prisonniers militaires avec propositions de réforme*. (Étude clinique. Verlag von Gustav Fisches, Iéna, 1904.)

SCHULTZE (Ernst). Nouvelles observations sur les prisonniers militaires. (*Le Caducée*, 2 décembre 1905.)

SIMONIN. Les dégénérés dans l'armée. (*Annales d'hygiène publique et de médecine légale*, janvier 1909.)

SIMONIN. Les syndromes convulsifs. Leur expertise médico-légale. (*Le Caducée*, n° 2, janvier 1909, p. 17.)

SIMONIN et GRANJUX. Le secret médical dans l'armée. (*Bulletin médical*, n° 28, 10 avril 1909. — *Bulletin de la Société de médecine légale*, avril 1909).

SIMPSON. Prophylaxie de l'aliénation mentale dans l'armée anglaise. (*Le Caducée*, n° 6, 20 mars 1909, p. 80.)

SIZARET. Étude sur la simulation de la folie. (*Thèse de Nancy*, 1888-1889.)

SOUKHANOFF. De la confusion mentale aiguë et de ses particularités chez les soldats russes : contribution à l'étude des psychoses provoquées par la guerre russo-japonaise. (*Journal de neurologie belge*, n° 22, 1906, et *X° Congrès des médecins russes*, Moscou, 1907.)

STIER (Ewald). Les maladies mentales dans l'armée allemande. (*Allgemeine Zeitschrift für Psychiatrie* et le *Caducée*, 1902.)

STIER (Ewald). Importance de la psychiatrie pour le médecin militaire. (*Le Caducée*, 25 septembre 1903.)

STIER (Ewald). *Désertion et fugues. Étude psychologique, psychiatrique et de droit militaire*. Verlag von Carl Marhold, Halle, 1905.

STIER (Ewald). Études de psychiatrie dans les armées étrangères. (*Deutsch. mil. Zeitung*, 20 novembre 1907.)

TARDE. *La Criminalité comparée*. Paris, Alcan, 1886, p. 179.

TATY. Les aliénés méconnus et condamnés. (Rapport au Congrès de Marseille, 1899. Discussion : Granjux, Mabille, Régis).

Tissié. Les aliénés voyageurs. (*Th. doct. Bordeaux*, 1887.)

Tissot et Mézie. Sur un cas de simulation suivi de réforme. (*Le Caducée*, n° 3, p. 35, 2 février 1907. — *An. in Rev. neurol.*, n° 15, 15 août 1907, p. 849.)

Trixon. Contribution à l'étude des suicides chez les soldats russes. (*Recueil médical de l'hôpital militaire de Varsovie*, 1907.)

Trombetta. Crime et folie chez les militaires. (*Journal de médecine militaire*, 30 septembre 1903.)

Trombetta. *Manuel de médecine légale militaire*. 1 volume, Ulrico Hoepli, Milano, 1908.

Uzac. Recrutement des compagnies de discipline. (*Le Caducée*, 7 janvier 1905.)

Vigouroux. Les déments précoces dans l'armée. (*La Clinique*, n° 16, avril 1909, p. 251.)

Vladytchko. Psychoses observées à Port-Arthur, pendant la guerre russo-japonaise. (*Journal russe de médecine militaire*, 1907.)

Wimmer. Les conditions psychiques des recrues. (*Militærlœgen*, 1907.)

TABLE DES MATIÈRES

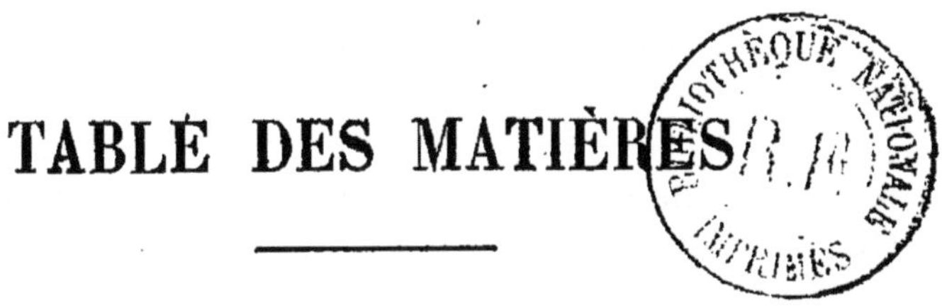

QUATRIÈME PARTIE

Documents à consulter

IMPRIMERIE DE J. DUMOULIN, A PARIS   375.7.09

9 782019 296940